DES RAPPORTS

DE

L'ADÉNOPATHIE TUBERCULEUSE

DE L'AISSELLE

AVEC LA TUBERCULOSE PLEURO-PULMONAIRE

THÈSE

Présentée et publiquement soutenue à la Faculté de Médecine de Montpellier

Le 24 Décembre 1889

PAR

THÉMISTOCLE N. OLYMPITIS

Né à Calymnos (Turquie), le 20 décembre 1863

Pour obtenir le grade de Docteur en Médecine

MONTPELLIER

IMPRIMERIE GUSTAVE FIRMIN ET MONTANE

3, Place de la Mairie, 3

M DCCC LXXXIX

A MON PRÉSIDENT DE THÈSE

M. LE DOCTEUR CARRIEU

PROFESSEUR DE PATHOLOGIE INTERNE

A MES MAITRES

MM. les Professeurs DUBRUEIL ET CHALOT

A M. le Docteur DUCAMP

CHEF DE CLINIQUE MÉDICALE

T. N. OLYMPITIS.

A MON COUSIN

Le Docteur Nicolas OLYMPITIS

A MES PARENTS

A MES AMIS

T. N. OLYMPITIS.

INTRODUCTION

Lorsqu'un malade se présente avec une adénopathie axillaire survenue sans cause apparente, on regarde ordinairement cette affection comme une simple manifestation locale ; il peut en être ainsi. Mais si l'on procède à un examen plus attentif, nous verrons qu'on arrive souvent à déceler une affection pleuro-pulmonaire plus ou moins ancienne ; si bien que l'adénopathie axillaire prend déjà pour nous une grande valeur pronostique.

Même à ce point de vue restreint, l'étude que nous avons entreprise ne serait pas sans intérêt. Il ne nous suffira point, cependant, d'insister sur la signification d'une lésion qui, par son siège, indique une infection profonde de l'organisme et une menace immédiate de tuberculose pulmonaire, sinon une tuberculose pulmonaire déjà existante.

Nous nous sommes surtout proposé de chercher à déterminer la nature des rapports qui relient l'adénopathie à l'affection pulmonaire. C'est là une question simple en apparence, mais elle soulève en réalité un certain nombre de problèmes de pathologie générale, et nous aurons à examiner brièvement les voies de diffusion du virus tuberculeux dans l'organisme. Nous verrons qu'il s'agit le plus souvent, dans le cas particulier que nous étudions, d'une propagation du virus tuberculeux par les voies lymphatiques, et que l'adénopathie axillaire ne peut toujours être séparée des adénopathies cervicales et trachéo-bronchiques. C'est en effet par l'intermédiaire des ganglions sus-claviculaires et médiastinaux que l'adénite axillaire est le plus fréquemment reliée à la tuberculose pleuro-pulmonaire, et c'est pour cela que nous avons cru devoir consacrer un court chapitre à l'exposé de nos connaissances sur les rapports anatomiques des ganglions externes et des ganglions intra-thoraciques.

Nous ne pouvons commencer cette étude sans adresser nos plus vifs remerciements à notre maître, M. le professeur Carrieu, qui, ayant eu l'occasion d'observer trois cas d'adénite axillaire coïncidant avec une tuberculose pulmonaire, nous a donné l'idée de ce sujet et nous a indiqué le chemin que nous avions à suivre pour le mener à bonne fin ; les savants conseils qu'il n'a jamais cessé de nous prodiguer, la bienveillance avec laquelle il nous a toujours reçu et enfin l'insigne honneur qu'il nous fait en acceptant la présidence de notre thèse, nous font un impérieux devoir de lui exprimer ici nos plus profonds sentiments de reconnaissance.

DES RAPPORTS

DE L'ADÉNOPATHIE TUBERCULEUSE

DE L'AISSELLE

AVEC LA TUBERCULOSE PLEURO-PULMONAIRE

CHAPITRE PREMIER

ANATOMIE

Pour bien comprendre les rapports de l'adénite axillaire avec la tuberculose pulmonaire, il est nécessaire d'entrer dans quelques détails d'anatomie. On ne doit pas s'en rapporter exclusivement aux données fournies par l'anatomie descriptive classique ; si l'on suit en effet le cours de la lymphe à partir des ganglions axillaires, on voit que les vaisseaux efférents vont se jeter dans le canal thoracique ou dans la grande veine lymphatique, et les anatomistes ne parlent guère, comme nous allons le voir, de leurs connexions avec les ganglions intrathoraciques et cervicaux. Mais, si l'on examine la question à la lumière de l'anatomie pathologique, on voit que ces connexions sont au contraire évidentes.

2

Lorsqu'il existe des altérations pathologiques des ganglions bronchiques, il est rare que l'altération soit localisée ; elle s'étend plus ou moins aux ganglions voisins du médiastin et du cou. On peut admettre qu'il s'agit là d'une infection de voisinage ; mais il est probable que la polyadénite reconnaît pour raison des anastomoses peu importantes à l'état normal, mais qui se développent lorsque les voies ordinaires de la circulation lymphatique sont interrompues.

Les ganglions du cou et du thorax forment une chaîne ininterrompue, bien étudiée par Barety (Barety, thèse, Paris, 1874, p. 36 et 39), et nous croyons ne pouvoir mieux faire que de reproduire la description de cet auteur.

« Les ganglions des parties latérales du cou sont les uns superficiels, les autres profonds. Ces derniers se groupent autour du paquet vasculo-nerveux constitué par la veine jugulaire interne, le pneumo-gastrique et la carotide primitive. Ils forment, le long de ces conduits, une chaîne que l'on pourrait considérer comme formée elle-même de deux chaînes, l'une prévasculaire, l'autre rétro-vasculaire. Ces deux chaînes de ganglions pénètrent dans le thorax, où nous les suivrons maintenant.

» Chacune de ces deux chaînes latérales va constituer dans le thorax deux anses principales ; l'anse de droite contourne l'artère sous-clavière, celle de gauche la crosse aortique. Elles suivent en quelque sorte l'anse que forment ensemble les pneumo-gastriques et les récurrents de chaque côté.

» Chacune de ces anses reçoit en avant et en bas la chaîne ganglionnaire qui accompagne les vaisseaux mammaires internes et les vaisseaux sous-claviers, et en arrière et en bas la chaîne des ganglions qui accompagnent les bronches, et enfin, plus en arrière, ceux qui accompagnent l'aorte et l'œsophage.

» Il existerait donc : 1° une chaîne de ganglions cervico-thoraciques récurrente ; 2° une chaîne sous-clavière ; 3° une mammaire interne ; 4° une autre bronchique (celle-ci double, sus et sous-bronchique) ; 5° une dernière, enfin, œsophago-aortique.

» Cette division n'implique aucune indépendance bien marquée entre chacune des chaînes ganglionnaires, et nous ne l'avons admise que pour les besoins de la description et la facilité des recherches nécroscopiques. En réalité, les ganglions des principales chaînes communiquent entre eux, et se transmettent successivement de l'une à l'autre, le contenu des vaisseaux lymphatiques qui les traversent. Mais chacune de ces chaînes reçoit aussi en certains points de son étendue les vaisseaux lymphatiques qui émergent des chaînes ganglionnaires voisines. »

Les ganglions de l'aisselle sont, d'autre part, en rapport intime avec les ganglions cervicaux inférieurs, et cette connexion est admise par la plupart des anatomistes. Ils forment en effet un chapelet étendu du creux de l'aisselle à la partie moyenne de la clavicule et leurs vaisseaux efférents traversent les ganglions sus-claviculaires avant de se jeter dans le canal thoracique ou dans la grande veine lymphatique (Cruveilhier, *Anatomie descriptive*.— Kirmisson, *Bull. de la Soc. Anat.*, 1882, p. 453.)

Pour bien comprendre la dépendance des lésions de la plèvre et du poumon d'une part et des ganglions axillaires d'autre part, il nous reste à dire quelques mots des lymphatiques du poumon et de la plèvre pariétale et viscérale.

M. Grancher a montré (Société de Biologie, 1879) que lorsqu'on injecte les lymphatiques pulmonaires sous-pleuraux, « le liquide à injection pénètre d'abord dans un grand nombre de réseaux périlobulaires, ou réseaux communs, plus tard seulement il pénètre dans les réseaux propres à chaque lobule, soit les réseaux péri-infundibuliformes et péri-alvéolaires ; quand on pique le poumon à sa face externe, non-seulement les réseaux périlobulaires sous-pleuraux s'injectent rapidement, mais encore les parties profondes du poumon et la face interne de l'organe apparaissent injectés. De tous les vaisseaux pulmonaires, les lymphatiques sont donc ceux qui s'anastomosent le plus largement ; non-seulement ils font communiquer à distance des lobules éloignés, mais ils fusionnent des lobules dans une circulation en partie commune. Un processus pathologique qui suivra cette voie, a donc les plus grandes chances d'envahir rapidement une grande étendue du poumon. »

Ces anastomoses, cette circulation lymphatique indifférente, nous rendent compte de ce fait qu'un engorgement ganglionnaire déterminé ne correspond pas à une lésion d'une partie déterminée du poumon ; car, comme le fait remarquer M. Barety (thèse citée), on se tromperait fort si l'on pensait, par exemple, que le lobe supérieur ou les deux lobes supérieur et moyen envoient leurs lymphatiques exclusivement et tout d'abord aux ganglions sus-bronchiques correspondants, et que le lobe inférieur les envoie de même aux ganglions sous-bronchiques.

Les auteurs classiques divisent les vaisseaux lymphatiques de la plèvre pariétale en deux groupes : les uns vont se jeter dans les ganglions intercostaux et prévertébraux et les autres dans les ganglions mammaires internes. D'après Cruveilhier et Richet, les lymphatiques intercostaux supérieurs se rendent parfois aux ganglions cervicaux inférieurs. Cette connexion a pour nous une grande importance, car lorsqu'il existe des adhérences pleuro-pulmonaires à la partie supérieure du thorax, on comprend aisément que les lymphatiques intercostaux correspondants soient intéressés par la lésion, que les ganglions cervicaux inférieurs soient engorgés, et que secondairement, étant donnés leurs rapports avec les ganglions de l'aisselle, il se développe une adénite axillaire.

CHAPITRE II

LYMPHATIQUES DE LA PLÈVRE

Quoique Charles Robin et Sappey nient toute communication des vaisseaux lymphatiques avec la cavité des séreuses, et Sappey va jusqu'à priver toutes les séreuses des lymphatiques ainsi que le tissu conjonctif à qui il refuse toute connexion avec ce système, presque tous les auteurs admettent l'existence des lymphatiques de la plèvre.

Déjà Bichat (*Traité des membranes*, 1816) disait que « le système lymphatique entre essentiellement dans la formation des séreuses, qu'il faut les considérer comme de grands réservoirs, intermédiaires aux systèmes, exhalant et absorbant, où la lymphe, en sortant de l'un, séjourne quelque temps avant d'entrer dans l'autre, où elle subit, sans doute, diverses préparations. » Bichat, sans doute, n'avait pas vu les nombreuses ouvertures qui, dit-il, existent sur les séreuses, et si la science moderne a fait justice des vaisseaux exhalants, les ouvertures que ce grand anatomiste avait admises pour ainsi dire *à priori*, se trouvent démontrées par les histologistes modernes. Nous voyons en effet Recklinghausen démontrer que des particules solides déposées sur la face péritonéale passent au travers du centre phrénique du diaphragme, Ludwig, Schweigel, Seidel, Dybkowsky, Doziel, établir expérimentalement les communications des lymphatiques et des séreuses, et enfin, plus près de nous, le professeur Ranvier (*Progrès médical*, 1873) trouver du côté du péritoine des orifices permanents, et du côté des lymphatiques tous les intermédiaires, depuis l'occlusion à peu près complète jusqu'à des ouvertures analogues à celles du péritoine.

Jarjavay, Cruveilhier et le professeur Richet admettent les lymphatiques de la plèvre, et ce dernier considère la cavité des séreuses comme une dépendance du système lymphatique qui communiquent librement avec les réseaux lymphatiques sous-jacents.

M. Troisier (thèse, Paris 1874), en reprenant les expériences de Dybkowsky, a démontré que les liquides et particules introduits dans la cavité pleurale peuvent pénétrer dans la circulation lymphatique, et la résorption se ferait, non seulement par le feuillet pariétal de la plèvre, comme le croyait Dybkowski, mais aussi par le réseau lymphatique superficiel du poumon. Sur ces cinq expériences, deux faites sur le cochon d'Inde ont été négatives ; dans les trois autres, faites sur des lapins et un chat, la matière employée (bleu de Prusse, carmin) a pénétré dans le parenchyme pulmonaire, et dans l'un de ces cas, on a pu distinguer une petite traînée rouge qui se dirigeait de la périphérie vers le centre. De ces expériences, l'auteur conclut que la cavité pleurale communique d'une part avec les réseaux lymphatiques de la paroi pectorale et du diaphragme (Dybkowsky); d'autre part, avec les réseaux lymphatiques propres du poumon. Sanchez-Toledo (thèse, Paris 1887), après des expériences qui consistaient en une injection du vermillon de Chine et du bleu de Prusse tenus en suspension dans de l'eau distillée bouillie et salée à la température de 37° (ces injections étaient faites toutes dans la cavité pleurale droite avec toutes les mesures antiseptiques possibles), conclut à l'existence de la communication de la plèvre costale avec les réseaux lymphatiques sous-jacents. Dans cinq de ses expériences, il a trouvé un réseau lymphatique intercostal très net, injecté de matière colorante. L'auteur insiste sur ce fait que dans ses expériences, il n'y avait aucun processus inflammatoire ; l'absorption de la matière colorante s'est donc faite par la plèvre saine.

Les expériences qui ont porté sur la plèvre saine et qui ont été si démonstratives, auraient peut-être encore donné de bien meilleurs résultats avec une plèvre enflammée, étant donné la part que le système lymphatique prend à l'inflammation, et les adhérences qui mettent en communication directe les réseaux lymphatiques de la plèvre viscérale avec ceux de la plèvre pariétale. On sait de plus que, à l'état pathologique, les lésions de la partie supérieure de la paroi thoracique retentissent d'une manière particulière sur les ganglions axillaires, et l'on n'ignore pas que le cancer du sein peut à la fois produire une adénite axillaire considérable caractéristique et en même temps provoquer une lymphangite pleuro-pulmonaire de même nature.

CHAPITRE III

IDÉE GÉNÉRALE DES RAPPORTS ENTRE L'ADÉNOPATHIE AXILLAIRE ET LA TUBERCULOSE PULMONAIRE

L'adénite tuberculeuse de l'aisselle est une complication rare de la tuberculose pulmonaire et nous la trouvons à peine signalée dans les auteurs classiques. « Dans un seul cas, dit Louis (Recherches sur la phthisie), les glandes cervicales transformées en matières tuberculeuses furent le siège de quelques douleurs et la malade, objet de cette observation, m'a fourni le seul exemple dont j'aie tenu note, de tubercules développés dans les glandes axillaires. » Les bulletins de la Société anatomique sont muets à ce sujet. Lebert (Traité clinique et pratique de la phthisie pulmonaire, p. 198 et suiv.) ne signale qu'en passant la coexistence des tumeurs considérables dans les régions axillaires et sous les muscles pectoraux et des signes de tuberculoses étendues des ganglions bronchiques et de tuberculose pulmonaire. Cependant nous avons pu recueillir dans les auteurs un certain nombre d'observations démonstratives et nous publions aussi trois observations (que nous devons à l'obligeance de M. le professeur Carrieu), qui prouvent suffisamment qu'il existe un rapport évident entre l'adénite axillaire et la tuberculose pulmonaire. Cette absence de documents tient, sans doute, à ce que l'affection ganglionnaire a le plus souvent masqué l'affection pulmonaire dont elle dépendait. Souvent, en effet, l'adénite tuberculeuse de l'aisselle paraît l'affection prédominante : il s'agit de malades porteurs d'adénites axillaires isolées ou associées à des adénites du même ordre siégeant au cou ou dans la région sous-maxillaire, et si le poumon n'est pas examiné attentivement on laisse échapper aisément des lésions pulmonaires incontestables, et le fait reste mal interprété ; il ne faut pas oublier, du reste, qu'il y a des cas où le diagnostic de ces lésions est très difficile. Il est souvent nécessaire de chercher la lésion pulmonaire en employant tous les moyens d'investigation, la palpation, la percussion et l'auscultation ; il faut savoir tenir compte d'un léger degré d'augmentation ou de diminution des vibrations thoraciques, des moindres changements de rythme des deux temps de la respiration, etc. Il peut même se faire que l'oreille la mieux exercée ne trouve aucun signe d'affection pulmonaire et qu'à l'autopsie, cependant, on constate des noyaux crétacés qui ont été évidemment le point de départ des autres manifestations de la tuberculose.

Lorsqu'il existe une adénite axillaire, il existe en même temps le plus souvent une tuberculose pulmonaire; on peut supposer qu'il s'agit là d'une pure coïncidence entre les deux manifestations de la même maladie.

Mais, si l'on remarque que la lésion pulmonaire et l'adénite sont situées du même côté que dans le cas, par exemple, d'une adénite de l'aisselle du côté gauche, le poumon gauche est seul malade ou présente des lésions manifestement prédominantes, on est bien forcé d'admettre qu'il y a une corrélation entre les deux affections.

M. Gaucher, médecin des hôpitaux, a communiqué au professeur Grancher l'observation d'une malade pour laquelle il fut appelé en consultation. Cette dame, âgée de 50 ans, phthisique au troisième degré du côté droit, présentait une énorme adénopathie dans l'aisselle droite. M. Régnier, chirurgien des hôpitaux, appelé également à donner son avis sur cette malade, se demandant si la tumeur axillaire n'était pas de nature syphi-

litique, crut même opportun de recourir à un traitement spécifique, qui d'ailleurs ne modifia en rien la tumeur en question. Cette dame mourut peu après du progrès de sa phthisie pulmonaire.

Il existe donc bien, comme nous le voyons, une relation intime entre l'adénite et la lésion pulmonaire et il ne s'agit pas là de coïncidences fortuites. Mais de quelle nature est cette relation ? Evidemment elle n'est pas la même dans tous les cas.

Deux cas peuvent se présenter : 1° L'adénopathie axillaire est isolée ; 2° elle est associée à l'adénopathie trachéo-bronchique et sus-claviculaire.

1° Lorsque l'adénopathie axillaire est isolée, elle doit-être considérée comme une complication directe de la lésion pleuro-pulmonaire ; elle se produit par la propagation du virus tuberculeux à travers la paroi thoracique, et nous verrons plus loin comment on peut se rendre compte de ce fait.

Deux cas peuvent se présenter à notre observation : ou bien l'affection ganglionnaire est la maladie prédominante, celle qui oblige le malade à avoir recours au médecin (Observation II), ou bien, au contraire, l'adénite survient dans le cours d'une tuberculose pleuro-pulmonaire avancée (Observations IV, V, VI).

2° Dans le deuxième cas, les ganglions sus-claviculaires et médiastinaux servent de trait-d'union entre l'adénite axillaire et l'affection pleuro-pulmonaire. Cette dernière est primitive. La tuberculose pleuro-pulmonaire détermine un engorgement des ganglions trachéo-bronchiques (adénopathie similaire du professeur Parrot) et les ganglions sus-claviculaires et axillaires se prennent secondairement. C'est ainsi qu'ont dû se passer les choses chez une petite malade qui fait l'objet de notre Observation X. — A l'examen de la région cervicale, on constate, au-dessus de chaque clavicule, des ganglions hypertrophiés plus gros à droite qu'à gauche. Dans l'aisselle droite il existe une tumeur ayant les dimensions d'un gros œuf de poule ; l'adénopathie trachéo-bronchique fut soupçonnée, mais on ne trouva aucun signe qui permit de poser le diagnostic d'une manière précise. A l'autopsie, on trouva une adénopathie trachéo-bronchique considérable, portant sur les ganglions prétrachéo-bronchiques, et les ganglions sous-bronchiques ; ces ganglions se continuaient par une chaine ininterrompue avec trois ganglions sus-claviculaires qui étaient reliés, eux-mêmes, par deux ganglions à la masse ganglionnaire de l'aisselle.

S'il était plus aisé de faire pendant la vie le diagnostic de l'adénopathie trachéo-bronchique, on verrait que celle-ci s'étend souvent de proche en proche aux ganglions sus-claviculaires et de ceux-ci aux ganglions de l'aisselle.

Il peut aussi se présenter un troisième cas, c'est celui où il n'existe qu'un rapport indirect entre l'adénite axillaire et la lésion pulmonaire. Ce sont deux lésions qui se développent simultanément et parallèlement du même côté, parce que la cause qui leur a donné naissance agit en même temps. Nous avons affaire, en effet, dans la plupart de ces cas, à des individus dits scrofuleux, porteurs depuis plus ou moins longtemps d'adénites sous-axillaires et cervicales. Par le fait du progrès de la maladie, les ganglions sus-claviculaires s'engorgent et de là le processus pathologique s'étend, d'une part, aux ganglions médiastinaux et au poumon ; d'autre part, aux glandes de l'aisselle. On comprend ainsi que le développement de l'adénite coïncide avec le début de la phtisie.

Cette marche des lésions a été fort bien décrite par Bazin. (Leçons sur la scrofule, p. 312). « L'engorgement strumeux des ganglions lymphatiques, dit-il, affecte généralement une marche descendante; il commence par les régions sous-maxillaires et parotidiennes, et de proche en proche au moyen des vaisseaux efférents, il s'étend aux régions cervicales latérales, puis aux ganglions claviculaires pré-sternaux, mammaires internes, médiastinaux antérieurs, aux ganglions axillaires, etc. » Cette succession d'accidents se produit surtout chez les enfants ; mais on l'observe aussi chez l'adulte. Dans la remarquable thèse de M. Quinqaud (De la scrofule dans ses rapports avec la phthisie pulmonaire, thèse d'agrégation, Paris 1883), nous voyons bien décrite la marche de ce qu'on appelle la phthisie scrofuleuse. « Un homme jeune encore, à la suite de fatigues, de défaut d'aération, d'encombrement, de mauvaise alimentation, de manque d'exercice (les soldats, les prisonniers), sent une augmentation de volume des ganglions ; ordinairement, ce sont les ganglions cervicaux qui sont atteints, parfois les ganglions inguinaux ou axillaires ; il se fait une tuberculisation primitive des ganglions ; les mois se passent sans grand changement dans la santé générale, qui parfois est atteinte dès le début ou antérieurement. Bientôt apparaît une débilitation générale ; le malade pâlit, les forces diminuent, des troubles digestifs se manifestent, enfin surviennent une légère dyspnée et de la toux. A l'auscultation, on trouve une expiration prolongée et quelques craquements. A partir de ce moment, la fièvre commence, les forces déclinent, l'amaigrissement s'accentue, puis la cachexie survient, et le malade succombe à la consomption pulmonaire. L'autopsie démontre une tuberculisation des ganglions, du poumon et parfois d'autres organes, souvent même les lésions pulmonaires ne sont pas bien considérables. »

Laënnec, du reste, avait bien observé cette forme de phtisie, car, dans son Traité de l'auscultation médiate, il dit que la tuberculose peut commencer par les ganglions lymphatiques et le poumon n'être que postérieurement atteint ; et il ajoute : « Chez les sujets scrofuleux, et particulièrement chez les enfants, l'affection tuberculeuse commence assez souvent dans les glandes mésentériques ou cervicales, et les tubercules du poumon, quelquefois plus nombreux, sont le plus souvent, évidemment, le produit d'une éruption secondaire. Quelquefois même, on ne trouve, dans ces sujets, des tubercules que dans les grosses glandes bronchiques, placées à la racine des poumons : ces divers cas constituent la phtisie scrofuleuse des praticiens et des nosologistes. »

Lugol (*Des maladies scrofuleuses*, Paris, p. 173) cite le cas d'un jeune homme qui, après avoir eu des accidents scrofuleux, à l'âge de 13 ans, se maria à l'âge de 22 ans et demi, et vit, peu de temps après, de nombreuses générations de tubercules dans les régions cervicales ; ces générations se sont multipliées chaque année, au printemps, et elles ont fini, en moins de six ans, par acquerir des dimensions énormes. « Elles comprimaient les artères carotides, les veines jugulaires, les voies aériennes, le pharynx et le commencement de l'œsophage, aucune de ces tumeurs ne se fit jour au dehors ; la peau qui les recouvrait, quoique très tendue et sensiblement amincie, n'avait cependant éprouvé aucun changement de couleur. Il existait d'autres tumeure dans les régions axillaires .» Le malade mourut six ans et demi après son mariage, de tuberculose pulmonaire, et Lugol fait observer que ce jeune homme était l'aîné de trois frères et qu'il a succombé le dernier à la consomption, qui avait déjà enlevé ses deux frères.

Aujourd'hui qu'on connaît mieux les diverses portes d'entrée du bacille tuberculeux, on peut suivre souvent avec plus de précision cette marche de la maladie. On voit souvent un enfant atteint d'impétigo autour de la bouche ou des oreilles, présenter des ganglions sous-maxillaires ou cervicaux engorgés ; on croit à une simple inflammation, mais l'adénite persiste, l'ennemi est dans la place ; du ganglion d'abord atteint au voisinage de la lésion cutanée primitive, le mal se propage aux ganglions sous-jacents et bientôt gagne la poitrine. Ces petits scrofuleux sont devenus phthisiques. Nous ne disons pas que cette marche soit fatale, et qu'il en soit toujours ainsi ; fort heureusement souvent, le mal ne franchit pas les derniers stades et reste localisé aux ganglions ; il ne faut pas oublier que ceux-ci ne sont pas un simple pelotonnement des vaisseaux lymphatiques, mais qu'ils sont constitués par une étroite trame où s'élaborent et se modifient des éléments nouveaux et que ce tissu réticulé est un filtre assez fin pour arrêter les plus fines particules minérales et même les microbes qui trouvent là, en grand nombre, ces globules blancs qui, sous le nom de *phagocytes* (Menstchikoff) jouent un si grand rôle dans l'arrêt et la destruction des éléments infectieux qui tentent d'envahir l'organisme.

Dans une curieuse observation du docteur Sevestre, que nous trouvons dans la thèse de M. Dodin, service du professeur Jaccoud, il s'agit d'un malade atteint d'un ulcère fongueux de l'amygdale gauche et du pilier gauche du voile du palais, dont le début remontait à trois mois ; les ganglions du cou, du même côté, étaient engorgés, volumineux et endurés ; ceux du côté droit le furent quelque temps après ; le diagnostic de cancer (probablement épithélioma) fut porté sans que rien, du reste, dans les antécédents du malade ne vint confirmer ou infirmer ce diagnostic ; les ganglions sus-claviculaires furent engorgés à leur tour et on soupçonna, à cause de ce symptôme, une propagation possible du cancer au poumon ; mais l'examen répété de ces organes n'accusa aucun signe de ce côté. Quelques jours seulement avant la mort, le malade se plaignit d'oppression et l'on trouva à l'auscultation quelques râles, peu nombreux d'ailleurs, disséminés dans la poitrine. Ce malade succomba et à l'autopsie on trouva les ganglions du cou et surtout ceux du côté gauche complétement désorganisés et remplis de pus caséeux assez épais ; les poumons ne présentaient que des granulations tuberculeuses assez récentes (quelques-unes seulement caséeuses, disséminées en grand nombre dans toute leur étendue) ; sur la plèvre viscérale, on trouvait aussi quelques granulations.

Rien dans les autres organes et en particulier dans l'intestin.

On y voit la propagation de la tuberculose de l'amygdale au poumon, suivre la chaîne ganglionnaire du cou, pas à pas èt de ganglion en ganglion, jusqu'aux plus inférieurs, et de ceux-ci la transmission se fait au poumon directement. On ne peut pas invoquer, dans ce cas spécial, la propagation par la voie sanguine en se fondant sur les rapports anatomiques des ganglions sus-claviculaires avec la grande veine lymphatique et le canal thoracique ; car il n'existait pas de lésions dans les autres organes.

Nous sommes bien loin, comme on le voit, des idées de Louis, qui prétendait que chaque fois qu'après quinze ans il n'existait de tubercules dans un organe, il y en avait dans le poumon, ce qui impliquait que la tuberculose du poumon était toujours primitive.

Nous savons, il est vrai, qu'à des lésions minimes du poumon peuvent correspondre des adénopathies trachéo-bronchiques volumineuses, de même que de gros ganglions mésentériques correspondent à de discrètes ulcérations intestinales, surtout chez l'enfant. Mais nous ne pouvons admettre, comme le professeur Parrot le prétend, que les lésions des ganglions sont toujours subordonnées à celles des organes dont elles dérivent, et qu'il n'y a pas d'adénopathie sans ulcération similaire du tissu avec lequel le ganglion est en relation fonctionnelle (Hervouet, thèse, Paris, 1877).

Il ne faut pas perdre de vue que le ganglion n'est pas un organe terminal relié par une seule voie à un parenchyme dont il dépend, mais bien qu'il est une sorte de station à laquelle on arrive par deux voies, qu'on peut considérer comme diamétralement différentes.

D'ailleurs Laënnec, Leblond (*Recherche sur une phthisie particulière à l'enfance*, 1880), Rilliet et Barthez (*Maladies des enfants*), Andral et tout récemment Weigert, admettent les adénopathies trachéo-bronchiques et mésentériques primitives avec infection secondaire des organes d'où ces ganglions tirent leurs vaisseaux afférents.

Si la marche des lésions se fait en suivant les voies que nous avons décrites, il nous est donc permis de considérer l'adénopathie axillaire comme une affection contemporaine, ou à peu près, de la phtisie pulmonaire. En tout cas, et nous insistons particulièrement sur ce point, lorsqu'il n'existe aucune lésion apparente du poumon, l'adénite doit nous apparaître comme une menace immédiate, et à notre sens, elle indique une affection plus profonde que l'adénite sus-claviculaire, qui est elle-même une manifestation plus grave de la tuberculose que l'adénite cervicale et sous-maxillaire.

Les auteurs (Bazin, Lugol, Deligny, etc.) rapportent cependant bien des exemples d'adénite axillaire, de nature dite scrofuleuse, sans lésion concomitante du poumon. Mais comme l'attention n'était point portée sur les rapports de deux affections, il est très probable qu'on a laissé échapper une manifestation légère de la tuberculose pulmonaire ; d'autant plus que sous l'influence du traitement et d'un régime approprié, les malades peuvent guérir parfaitement. Nous ne prétendons pas, du reste, affirmer que jamais il n'existe d'adénite tuberculeuse de l'aisselle sans tuberculose pulmonaire. Nous croyons simplement que, chaque fois qu'il existe en cette région une adénopathie tuberculeuse, on doit craindre la phtisie, et surveiller attentivement les poumons.

CHAPITRE IV

ESSAI DE PHYSIOLOGIE PATHOLOGIQUE

Nous venons de voir, dans les pages précédentes, qu'il existe un rapport intime entre l'adénopathie axillaire tuberculeuse et la tuberculose pleuro-pulmonaire. Nous avons en même temps vu que la relation qui existe entre ces deux localisations du même processus pathologique n'était pas toujours la même; que l'adénite était tantôt secondaire, tantôt contemporaine de la lésion pulmonaire, et que, dans le premier cas, elle était tantôt associée à une adénopathie sus-claviculaire ou trachéo-bronchique, tantôt tout à fait isolée.

Maintenant nous avons à étudier la raison de l'association de l'adénite axillaire avec la sus-claviculaire et trachéo-bronchique d'une part, et avec la cervicale et sus-claviculaire d'autre part, et à expliquer le mécanisme d'après lequel se fait la diffusion du virus tuberculeux dans les différents cas que nous venons de signaler.

Ce n'est que depuis la découverte du bacille tuberculeux par R. Koch, en 1882, que la question de la diffusion du virus tuberculeux dans l'organisme a pu se poser d'une façon sérieuse. Il n'est donc pas étonnant que nos connaissances à ce sujet soient encore bien imparfaites. C'est une étude qui n'a pas encore été poursuivie d'une manière systématique, et il n'y a guère à ce sujet de travail d'ensemble que celui de Weigert. Dans son ouvrage intitulé : *Die Verbreitung der Tuberkel giftes nach dessen eintrittinder Organismus*, Jahrbuch für Kinder

Heilkunde, XXI 1884. M. Weigert dit que si on cherche les voies que suit le virus tuberculeux après son entrée dans l'organisme il y a en quatre qui sont possibles :

1° Le transport peut se faire par la toux, l'aspiration, la déglutition ;

2° Par contiguïté du foyer ;

3° Par les vaisseaux lymphatiques ;

4° Par les vaisseaux sanguins ;

Nous ne nous occuperons ici que du 2e et du 3e mode de propagation, car l'expérimentation nous apprend que lorsque le virus tuberculeux pénètre dans les vaisseaux sanguins, il se fait rapidement une tuberculose généralisée et, d'autre part, le transport du virus tuberculeux par la toux, la respiration, la déglutition, n'a rien affaire avec le sujet que nous nous proposons d'élucider.

1° PROPAGATION PAR CONTIGUITÉ

La propagation de la tuberculose par contiguïté est évidente. Quand le bacille tuberculeux s'est développé dans un organe, nous voyons le noyau tuberculeux, dont le centre a toujours une tendance à se détruire et à s'éliminer, progresser à sa périphérie par une sorte de rayonnement, plus ou moins rapidement suivant les organes et les individus. C'est ainsi que, comme l'a montré Weigert, chez l'enfant, dont le tissu conjonctif a à peine le temps de s'organiser à la périphérie, la diffusion est plus rapide et les tubercules plus volumineux. Voilà un exemple pour les individus. Pour les organes et les tissus, Weigert rappelle l'obstacle qu'opposent à l'envahissement du bacille tuberculeux les tuniques élastiques des gros vaisseaux et les capsules des ganglions lymphatiques; mais le fait n'est pas absolu, puisque Cornil et Babès ont fait observer que les bacilles peuvent se rencontrer dans la capsule épaisse du ganglion et dans le tissu conjonctif périphérique autour de la capsule. (Cornil et Babès, *Les Bactéries*, p. 360). Il est donc permis de supposer que les ganglions dégénérés infectent les ganglions du voisinage par le simple fait de leur contiguïté, et lorsque l'on rencontre une chaine ganglionnaire malade, ce serait une erreur de conclure que la propagation s'est toujours faite en suivant le cours de la lymphe.

C'est également par un phénomène de contiguïté, par une simple action de contact, que la tuberculose peut se propager à un organe voisin. Le contact de la plèvre pariétale avec un foyer tuberculeux du poumon suffit pour que l'infection se produise, et le phénomène est également vrai dans nos cas. Le fait suivant, rapporté par Grancher, est un exemple remaquable de ce mode de propagation ; il s'agit d'un cas de tuberculose péritonéale. Voici le résumé de son observation :

« M..., âgé de 34 ans, n'a aucun antécédent de tuberculose, de scrofule ou de syphilis.

» Sa santé fut excellente jusque vers le mois de décembre 1877. Depuis quatre ans, il était employé comme garçon de peine chez un brasseur, et se grisait de vin, d'eau-de-vie et de bière, sans jamais avoir de pituite ou autre accident d'alcoolisme ; cependant il buvait, dit-il, quatre litres de vin par jour, plusieurs tasses de café additionnées d'eau-de-vie et de la bière.

» La maladie débuta par une gêne douloureuse localisée au bas-ventre, dans la région vésicale, et par une diarrhée qui dura environ huit jours. Puis, ces symptômes d'entérite disparus, il survint une augmentation progressive du ventre et une diminution notable de l'appétit ; les forces se maintenaient intactes.

Quinze jours avant d'entrer à l'hôpital, le ventre grossit rapidement, l'appétit disparut, l'amaigrissement et la faiblesse commencèrent à se produire avec gargouillement et douleurs abdominales après le repas.

» Rentré à l'hôpital le 7 février 1878.

» A l'examen, je trouve le ventre distendu par une ascite, et un peu sensible à une forte pression, une légère dilatation des veines abdominales et une gêne notable de la respiration, sans aucune lésion pulmonaire. Le pouls est rapide mais la fièvre est légère, 38°. Un certain embonpoint persiste. Deux jours après, le liquide ascitique a augmenté si rapidement que le malade asphyxie. La cyanose diffuse avec réfrigération périphérique. La respiration plaintive, saccadée et rapide (40 resp., 160 pulsat.) ne me permettent pas d'hésiter, et je fais une ponction abdominale qui donne issue à 6 litres de liquide citrin et légèrement fibrineux. Le soulagement est immédiat ; la respiration tombe à 28 ; la cyanose et la dyspnée disparaissent ; cependant, le pouls reste à 150, temp. 38 1/2.

» Le lendemain matin, M... nous raconte que la nuit a été mauvaise, agitée et sans sommeil ; sa voix est devenue rauque, éteinte, il tousse un peu ; la face est congestionnée, mais non cyanique.

» Le soir même, il meurt en état de collapsus.

» L'autopsie montra qu'il s'agissait d'une tuberculose du péritoine. Le grand épiploon était ratatiné et très épaissi, les anses intestinales étaient recouvertes de milliers de très fines granulations tuberculeuses, les ganglions mésentériques un peu gonflés, mais non caséeux. La face inférieure du diaphragme était parsemée de tubercules miliaires qui avaient traversé le ligament coronaire au niveau du bord postérieur du foie. En ce point, la face supérieure du diaphragme était également recouverte de granulations, et le bord libre du poumon, qui dans les grandes inspirations plonge dans la gouttière costo-diaphragmatique, s'était infecté directement et sans aucune inflammation adhésive intermédiaire au contact des tubercules diaphragmatiques ; on trouvait en effet des groupes de granulations confluentes sur le bord du poumon, d'où partaient des traînées de granulations discrètes et semées dans les espaces lymphatiques périlobulaires sur une partie de la surface du lobe inférieur.

» Le reste de l'organe était sain ; il n'existait aucun tubercule dans aucun autre organe (*Archives de physiologie*, 1878, p. 525). »

Ces propagations sont très communes dans le cas d'inoculation de bacille tuberculeux dans le péritoine des animaux si l'injection a été faite immédiatement sous le diaphragme. Dans d'autres cas, on voit très nettement la propagation par la voie lymphatique et à longue distance.

Lorsque la plèvre est le siège de lésions tuberculeuses et qu'il existe ou non des adhérences pleuro-pulmonaires, la lésion ne s'étend le plus souvent qu'en surface, et au-dessous de la plèvre pariétale les tissus des parois thoraciques sont sains, mais il n'en est pas toujours ainsi. Dans un travail très remarqué, M. Leplat, professeur-agrégé au Val-de-Grâce (Des abcès de voisinage dans la pleurésie, etc., *Archives générales de médecine*, 1865) a montré, il y a longtemps, que les abcès froids des parois thoraciques et les adénites axillaires étaient consécutifs à une pleurésie ancienne. A présent qu'on connaît mieux la nature tuberculeuse de ces abcès, on comprend la voie suivie par le processus pathologique. Bien que nous n'ayons pas des données anatomiques précises à ce sujet, vu que nous ne connaissons aucun fait avec autopsie où cette propagation directe ait été constatée, on comprend qu'un foyer tuberculeux primitif du poumon détermine à son niveau une adhérence pleuro-pulmonaire, que les parois thoraciques soient envahies de proche en proche par le virus tuberculeux, que le territoire lymphatique des parois thoraciques externes soit intéressé et qu'il se produise secondairement et à distance, même sans lymphangite, une adénite tuberculeuse de l'aisselle : abcès froids des parois thoraciques et adénopathie tuberculeuse de l'aisselle, seraient, dans ce cas, des phénomènes de même nature.

2° PROPAGATION PAR LES LYMPHATIQUES

Plusieurs observateurs ont noté, autour de lésions tuberculeuses, la présence de granulations s'étendant à une distance plus ou moins considérable de celle-ci, quelquefois jusqu'au ganglion lymphatique le plus proche. C'est sur l'intestin, dans le cas où existe une altération tuberculeuse de la muqueuse, que cette disposition est le plus facile à constater. On peut voir alors, sous le péritoine, dans les points correspondants aux ulcérations, de petits groupes de granulations fines, disposées comme les grains d'un chapelet. Celles-ci affectent le trajet connu des chylifères, c'est-à-dire qu'elles gagnent le mésentère après un trajet sous-séreux un peu oblique ou parallèle à l'axe de l'intestin. L'examen direct permet très facilement de constater qu'effectivement elles siègent sur des chylifères et qu'elles en occupent la paroi. Andral, qui fut le premier à décrire un fait de ce genre, s'exprime ainsi : « Ce n'était pas une matière étrangère qui était contenue dans leur intérieur, c'étaient leurs parois elles-mêmes qui, épaissies et indurées d'espace en espace, produisaient par intervalles des renflements plus ou moins prononcés ; ces vaisseaux tantôt se perdaient dans le mésentère au bout d'un certain trajet, et tantôt pouvaient être poursuivis jusqu'à des glandes lymphatiques tuméfiées et tuberculeuses. »

Carswel, Forster, Klebs, Hérard, ont vu et mentionné les mêmes lésions des chylifères ; Wirchow, dans son Traité des tumeurs, a signalé les analogies que la tuberculose présente avec les tumeurs malignes au point de vue de la propagation ganglionnaire, et Villemin (*Etudes sur la tuberculose*, Paris, 1868) a étudié les modifications que les lymphatiques subissent sous l'influence de la tuberculose. Ce sont alors des cordons noueux, solides, dont le contenu, matière tuberculeuse ou graisse, ne les différencie que par la présence ou l'absence des bacilles.

Ce qui se passe pour les chylifères se passe aussi pour les lymphatiques du poumon et le reste de l'économie. Le professeur Lépine (*Archives de physiologie*, 1870, p. 297) a observé plusieurs fois, sur de jeunes sujets, une lymphangite tuberculeuse des lymphatiques superficiels du poumon identique avec celle qui a été constatée sur les chylifères. D'un foyer tuberculeux partait une chaîne de granulations tantôt unique, tantôt multiple, et dans ce cas, circonscrivant exactement les espaces polygonaux, qui constituent la base des lobules pulmonaires. Toujours elle aboutissait à un ganglion bronchique volumineux et atteint de dégénération caséeuse.

Dans plusieurs cas, il a noté que les granulations qui siégeaient dans la paroi de ces lymphatiques étaient tout à fait grises, ou du moins elles ne présentaient qu'un très petit point opaque à leur centre. Cette particularité a fait penser à M. le professeur Lépine que la lésion ganglionnaire a précédé la lymphangite tuberculeuse. Ce n'est donc pas une propagation de granulation qui se ferait de proche en proche le long du lymphatique pour aboutir finalement au ganglion; mais il faut admettre que l'infection est produite par des substances charriées par la lymphe et provenant du foyer tuberculeux périphérique. Le ganglion, plus susceptible que le vaisseau, est affecté le premier.

Pour ce qui concerne les autres régions de l'économie, la

propagation de la tuberculose par les lymphatiques est un fait bien démontré. M. Colin (Bulletin de l'Académie de Médecine, 15 août 1867), dans le rapport qu'il fit à l'Académie de Médecine à propos de la découverte de Villemin, dit avoir observé sur un des lapins injectés avec de la matière tuberculeuse une tuberculose généralisée aux poumons, au foie, à la rate, à l'un des reins, etc. ; les ganglions du cou et ceux des aisselles étaient tuméfiés. M. le professeur Carrieu a souvent vu dans ses inoculations sur le cobaye se produire cet engorgement ganglionnaire axillaire quand l'injection de matière tuberculeuse faite dans la cavité pleurale avait affecté en même temps la plèvre pariétale et la paroi thoracique traversées par la piqûre. De ce point partaient des traînées blanches indiquant que les lymphatiques avaient été la voie de propagation. M. Colin, dans une autre expérience, a vu que tous les ganglions inguinaux, rotuliens, axillaires, prépectoraux du côté où avait été faite l'inoculation, étaient hypertrophiés et pénétrés d'une matière d'aspect caséeux dont il restait encore une collection sous la cicatrice de la peau. Du point où M. Colin déposait la matière tuberculeuse, il partait des traînées rayonnantes qu'on reconnaissait facilement pour des lymphatiques.

Tous les ganglions où ces vaisseaux se rendaient étaient eux-mêmes engorgés ; on y trouvait des granulations et des petits abcès. Tous les ganglions du côté où avaient été faites les inoculations étaient malades et ceux du côté opposé étaient sains. La matière tuberculeuse provoquait sur son passage la lymphangite et l'adénite.

M. Colin a repris cette question et, en 1885, a fait une communication à l'Académie des sciences dans laquelle il prétend que chez tous les animaux la tuberculose se propage toujours par les voies lymphatiques. Voici comment il s'exprime :

« Les recherches que je poursuis, depuis 1867, sur les effets des inoculations du tubercule chez les différents animaux domestiques, établissent ce fait remarquable : que la tuberculisation, avant de prendre les caractères d'une affection viscérale, frappe constamment le système lymphatique à un degré variable suivant les espèces et l'impressionnabilité des sujets.

» Les expériences démontrent que la pénétration de la matière tuberculeuse dans les voies d'absorption détermine l'affection lymphatique et l'affection viscérale, d'une manière successive, comme si l'une devenait la cause ou le point de départ de l'autre. Elles font voir, d'une part, que la première affection, au lieu d'être généralisée, se trouve toujours limitée à la partie du système dans laquelle la matière étrangère est absorbée ou transportée, et, d'autre part, que cette tuberculisation lymphatique s'opère progressivement, dans l'ordre précis du transport de la matière tuberculeuse, c'est-à-dire sur le chemin que les éléments virulents suivent pour arriver à la circulation générale.

» C'est après avoir atteint le premier ganglion situé sur leur itinéraire, que les éléments virulents en frappent un second avec une intensité décroissante, et ainsi de suite à mesure qu'on s'éloigne des foyers où ils sont puisés. Aussi, d'après l'ordre de la tuberculisation lymphatique, il est facile de reconnaître la porte d'entrée de la matière tuberculeuse.

» L'envahissement du système lymphatique se traduit toujours par une hypertrophie considérable des ganglions qui passent ultérieurement à tous les états des tubercules pulmonaires, notamment à ceux qui correspondent à la granulation grise, au ramollissement caséeux, à l'incrustation crétacée. La lésion, limitée quelquefois à deux ou trois ganglions, peut s'étendre à un très grand nombre, comme des poplités aux inguinaux, aux pelviens, aux sous-lombaires, à la chaîne sous-dorsale et aux premiers thoraciques, si la matière est puisée dans les membres abdominaux. Elle ne porte que sur les ganglions de la tête, du cou et de l'entrée de la poitrine, si le foyer d'emprunt est à la face ou autour du crâne.

» C'est après la manifestation des lésions du système lymphatique que surgissent celles des poumons, des plèvres, du péritoine, de la rate, du foie, des reins, quelquefois celles du squelette qui sont, de toutes, les plus rares. Ces lésions sont toujours plus graves que les premières. Elles conduisent souvent les animaux au marasme, même à la mort, comme les tuberculoses nées dans les conditions ordinaires.

» Les deux séries de lésions provoquées par les inoculations tuberculeuses, bien qu'elles soient successives au début, arrivent finalement à suivre une marche parallèle, sans qu'il y ait entre elles une connexité constante. Quelquefois celles des lymphatiques se développent seules et s'arrêtent aux premiers ganglions atteints. Les viscérales s'ajoutent aux autres proportionnellement à l'aptitude des animaux à contracter la tuberculose.

» Chez les différents animaux domestiques, les altérations dont il s'agit se produisent d'une manière uniforme, sauf les variations dans les degrés d'intensité. Les rongeurs tels que le lapin, le cobaye et les jeunes ruminants de l'espèce bovine sont surtout ceux qui deviennent le plus facilement tuberculeux par le fait de l'inoculation. »

Nous ferons remarquer que cette manière de voir de M. Colin nous semble un peu exagérée ; mais c'est le mode de propagation le plus commun, une fois que le bacille est dans un tissu.

Il y a même chez l'homme des différences dans le mode de propagation de la tuberculose suivant l'âge. Chez l'enfant, où le système lymphatique est plus susceptible, la tuberculose détermine des engorgements ganglionnaires qui n'existent pas aussi fréquemment chez l'adulte.

Les expériences faites par M. Arloing (Académie des Sciences, 1885. — *Revue mensuelle de Médecine*, février 1887) prouvent également que la propagation de la tuberculose ne se fait pas de la même manière chez tous les animaux. Chez le cobaye, par exemple, le virus tuberculeux se propage par les voies lymphatiques avec une régularité parfaite.

« Inocule-t-on cet animal à la face interne d'une cuisse, dans le tissu conjonctif sous-cutané, du dixième au quinzième jour, les ganglions inguinaux superficiels et profonds correspondants deviennent volumineux et durs ; quelques jours plus tard, les ganglions sous-lombaires du même côté se tuméfient, la rate se tuberculise ensuite, puis le ganglion rétro-hépatique, enfin les poumons et les ganglions bronchiques.

» L'infection reste unilatérale jusqu'à la région diaphragmatique ; à partir de ce point elle se répand indistinctement à droite et à gauche et frappe sur les poumons. Généralement, en deux mois, l'infection est complète. Cette marche est si régulière, que dans le cas où l'on sacrifie l'animal à des dates variables avant l'époque de l'infection complète, on peut prévoir à l'avance l'étendue des lésions.

» Inocule-t-on le cobaye à la base d'une oreille, le virus marche vers la poitrine en frappant successivement les ganglions lymphatiques situés sur son trajet; il n'est donc aucun cobaye inoculé sous la peau qui ne présente une tuberculose ganglionnaire.

» Chez le lapin, au contraire, nous n'avons jamais vu de tuberculose ganglionnaire vraie après l'inoculation de tuberculose humaine. Les lésions locales sont souvent nulles, ou bien elles consistent en une petite plaque de granulations ou en un abcès caséeux; les lésions viscérales sont pulmonaires ou pleurales, mais entre elles, c'est-à-dire la cuisse et les organes thoraciques, on ne trouve pas le moindre engorgement lymphatique. Dans deux cas, cependant, où les altérations locales étaient accompagnées de vastes abcès, nous avons trouvé des ganglions hypertrophiés ; mais l'inoculation a démontré que cette lésion n'était pas spécifique.

» En résumé : sur le lapin, tuberculisation viscérale sans lésions ganglionnaires ; sur le cobaye, traces immanquables du passage du virus dans le système lymphatique.

» Nous avons cherché si la cause de cette différence résidait dans l'état physique de la matière infectante. Dans ce but nous fîmes des injections sous-cutanées avec du virus tamisé et filtré, et des inoculations à la lancette avec des tubercules grossièrement écrasés. Le nombre des tuberculisations fut moins considérable dans le second cas. Quant à la propagation du processus, son mode fut toujours semblable ; il faut donc attribuer cette différence à des caractères organiques propres aux espèces animales. »

Lorsque les ganglions lymphatiques doivent devenir tuberculeux, le virus doit être apporté par les vaisseaux afférents, même lorsque ceux-ci ne présentent pas d'altérations tuberculeuses. Cet apport peut être suivi à partir de l'origine de ces lymphatiques, mais non pas de là exclusivement.

Il peut parfaitement arriver que d'autres groupes ganglionnaires soient pris en même temps que les ganglions bronchiques, par exemple ceux du cou, des aisselles, etc., correspondant à des territoires originels qui ne sont pas accessibles au virus tuberculeux venu du dehors. Cette éventualité se produit parce que les vaisseaux qui se rendent d'un territoire organique à un groupe ganglionnaire sont si nombreux que, si quelques-uns sont oblitérés, le courant lymphatique change de voie et passe par un autre groupe, où il dépose le poison tuberculeux. Il arrive ainsi qu'une quantité considérable de ganglions lymphatiques sont pris en même temps, par suite d'oblitérations partielles et locales. C'est ce qu'on voit, par exemple, dans le carcinome.

Weigert fait observer que le ganglion malade devient imperméable; il se comporte à l'égard des bacilles de la tuberculose de la même manière qu'à l'égard des particules finement divisées.

Si le passage du virus tuberculeux des vaisseaux afférents dans les vaisseaux efférents n'était pas rendu plus difficile par le fait même de la présence des ganglions, les bacilles devraient pénétrer beaucoup plus souvent dans le courant sanguin par l'intermédiaire des vaisseaux efférents qu'ils n'y pénètrent en réalité.

Maintenant que nous connaissons les conditions générales de la propagation du virus tuberculeux par les voies lymphatiques, il nous est permis de nous rendre compte d'une manière plus précise — bien qu'en partie hypothétique — des liens qui rattachent l'adénopathie axillaire à la tuberculose pulmonaire.

Nous voyons d'abord que l'adénopathie peut être due à une infection directe se faisant de proche en proche et partant du poumon et de la plèvre pour envahir les parois thoraciques externes.

L'anatomie normale et les expériences de Troisier et Sanchez Toledo que nous avons citées, ne nous autorisent point à admettre de connexions plus intimes, l'existence, par exemple, de lymphatiques sous-pleuraux se jetant directement dans les ganglions axillaires.

De nouvelles recherches seraient peut-être nécessaires pour élucider ce dernier point; nous regrettons que les circonstances ne nous aient pas permis de nous livrer à une étude plus approfondie à ce sujet.

Nous savons, du reste, que les rapports qui existent entre l'adénopathie axillaire et l'affection pulmonaire sont d'un caractère moins simple, et qu'ils se font le plus souvent par l'intermédiaire des ganglions médiastinaux et sus-claviculaires.

Dans une première catégorie de faits, et ce sont peut-être les plus nombreux, l'individu est d'abord atteint d'adénites sous-maxillaires ou cervicales, de nature dite scrofuleuse; l'affection descend progressivement de ganglion en ganglion, arrive aux ganglions sus-claviculaires, et de là envahit les ganglions axillaires, et, à peu près en même temps, les ganglions médiastinaux. Le virus tuberculeux paraît donc suivre jusqu'à la base du cou le cours de la lymphe. Mais, à partir des ganglions sus-claviculaires, par quel mécanisme les ganglions axillaires et médiastinaux se trouvent-ils englobés par le processus morbide? Evidemment, on doit tenir compte non seulement du développement des voies collatérales dans la circulation lymphatique, de la stagnation et de l'infection de la lymphe dans les vaisseaux afférents, et de la contamination secondaire des ganglions situés en amont; mais aussi de ce fait que les ganglions dégénérés et hypertrophiés se mettent en contact avec les ganglions de voisinage qui s'infectent par un simple phénomène de contiguïté.

Dans une deuxième catégorie de faits, le processus suit une marche opposée. Le poumon est primitivement atteint; la lésion retentit sur les ganglions trachéo-bronchiques (adénopathie similaire du professeur Parrot) et de ceux-ci le virus se propage aux ganglions voisins par contiguïté ou en suivant le cours de la lymphe. Les rapports anatomiques qui existent entre les ganglions médiastinaux antérieurs et les ganglions sus-claviculaires nous expliquent pourquoi ces derniers sont particulièrement intéressés; et quand la dégénérescence les a envahis, les ganglions axillaires se prennent à leur tour. Enfin, les observations de Leplat montrent que si les lésions de la plèvre se propagent aux tissus de la paroi thoracique, elles peuvent alors influencer directement les ganglions axillaires.

CHAPITRE V

ETIOLOGIE

Les considérations étiologiques qui méritent de fixer notre attention sont celles qui ont trait : 1° au sexe, 2° à l'âge, 3° aux maladies antérieures, 4° au tempérament, et 5° à l'hérédité.

1° *Sexe.* — Nous voyons, dans nos observations, le sexe masculin prédominer.

2° *Age et tempérament.* — L'adénite tuberculeuse est beaucoup plus fréquente chez les enfants, chez lesquels, à la suite d'une lésion superficielle du voisinage, telle que : eczéma, impétigo, conjonctivite, amygdalite, coryza, la teigne faveuse, etc., les ganglions du voisinage deviennent tuberculeux, le fait ne peut être mis en doute ; et si, il y a quelque temps, on ignorait la relation de cause à effet qui unissait l'affection de la peau aux ganglions, et on se demandait pourquoi, au lieu d'une adénite simple, on avait une adénite tuberculeuse, aujourd'hui nous savons que le lymphatisme favorise beaucoup ces éruptions et que ces exanthèmes peuvent servir de porte d'entrée au bacille tuberculeux, susceptible d'engendrer la tuberculose après avoir germé dans un groupe ganglionnaire. L'importance considérable du système lymphatique dans le jeune âge rend compte de la prédisposition plus grande de l'enfance aux adénites tuberculeuses. Mais il ne faut pas exagérer outre mesure cette vérité, car l'enfance n'a pas le monopole exclusif de l'adénite tuberculeuse; l'adolescence y est également sujette, et dans l'armée on a signalé depuis longtemps la fréquence de l'adénite cervicale. Sans doute, l'âge joue un rôle important dans l'apparition de la maladie; cependant on peut la faire naître de toutes pièces en réunissant les conditions favorables à son éclosion ; c'est pour ce motif qu'avant de connaître la nature réelle de l'adénite cervicale militaire, plusieurs chirurgiens en faisaient une scrofule acquise. Quelles sont ces conditions ? Parmi elles, citons : l'encombrement, la misère physiologique, l'habitation en commun, l'humidité, l'alimentation insuffisante ou défectueuse, le froid, etc.

3° *Maladies antérieures.* — Les phlegmasies pulmonaires de la rougeole, de la coqueluche, de la grippe, de la fièvre typhoïde et en général les phlegmasies répétées des voies aériennes, peuvent éveiller la diathèse jusque-là latente, et provoquer des adénites tuberculeuses.

Mais, pour nous, la cause la plus fréquente sera la présence de tubercules dans le poumon ou la plèvre du côté correspondant à l'adénite axillaire. C'est là le fait capital qui caractérise l'adénite tuberculeuse axillaire, et la distingue des autres adénites de cette région : nous avons déjà indiqué le rapport de ces deux localisations de la tuberculose.

4° *Hérédité.* — L'hérédité semble jouer un rôle important dans l'étiologie de l'adénite tuberculeuse, et plusieurs malades porteurs d'adénites tuberculeuses sont issus de parents tuberculeux, alcooliques ou syphilitiques.

Avant d'en finir avec l'étiologie, nous ferons remarquer que le climat joue aussi un rôle. C'est un fait connu que les nègres immigrés dans nos contrées deviennent souvent tuberculeux et sujets aux adénites tuberculeuses.

CHAPITRE VI

SYMPTOMES

L'adénite tuberculeuse de l'aisselle débute rarement d'une manière aiguë ; le plus souvent, c'est un début lent et insidieux qui la caractérise ; les malades peuvent être atteints pendant longtemps d'adénites axillaires volumineuses sans s'en apercevoir, ou bien la tumeur ne provoque qu'un peu de gêne dans les mouvements. Elle ne présente d'ailleurs aucun caractère pathognomonique. Son volume, variable depuis celui d'une noisette jusqu'à celui d'une orange ou même du poing, forme un relief à la surface de la peau ; il offre aux doigts une consistance élastique, une mobilité qui diminue insensiblement avec les progrès de la maladie ; il n'y a d'ailleurs aucune trace de réaction, pas de rougeur ni de chaleur à la peau et une indolence complète. Les choses restent dans cet état pendant des mois même sans changements, la résolution est même possible ; mais les glandes ne reviennent pas complètement à l'état normal ; elles offrent toujours un volume plus gros et une consistance ligneuse, pierreuse. Mais avec le progrès de l'affection et à la suite d'un coup, d'un traitement intempestif ou d'une maladie intercurrente, la tumeur s'enflamme, devient sensible, rouge, douloureuse à la pression ; le malade accuse des élancements ; on peut même avoir tous les symptômes de périadénite ou phlegmasie du tissu cellulaire ambiant, complication qui s'observe surtout quand il y a plusieurs ganglions simultanément envahis. Si le ganglion est isolé, sa coque adhère à la peau, qui s'amincit, rougit et devient violacée. A ce moment on constatera fréquemment la fluctuation dans la coque du ganglion s'il existe un adéno-phlegmon, la suppuration se produit, mais reste ordinairement localisée. La suppuration du ganglion, toujours froide, consiste plutôt dans un ramollissement bien plus qu'une suppuration, ce qui explique pourquoi, dans quelques cas, la matière se fait jour au dehors presque sans inflammation, par usure, amincissement et ulcération de la peau ; cette matière est grumeleuse, caséeuse, puriforme avec un liquide séreux blanchâtre, sorte de pus de mauvaise nature, provenant du ganglion ramolli, laissant une sorte de caverne ou des fistules intarissables, tapissées de fongosités. A ce premier abcès en succède un deuxième, développé sur un ganglion voisin, puis un troisième, etc. Ces poussées successives résultent de l'évolution indépendante des foyers caséeux. Ce mode de suppuration est surtout fréquent chez l'enfant.

Quand le pus est évacué, la peau s'affaisse, l'orifice s'ulcère, et dans les cas les plus favorables, après une période fistuleuse de durée variable, souvent assez longue, il se forme au niveau de l'adénite une cicatrice déprimée, adhérente, violacée, indélébile, caractéristique. Mais l'affection peut durer des années avec des poussées successives. Quand il y a eu plusieurs adéno-phlegmons, les bords des fistules deviennent fongueux, violacés, en cul-de-poule, donnent lieu à une suppuration ténue, séreuse, interminable ; la peau est décollée ; l'état général subit le contre-coup de cette infirmité, qui laisse constamment des cicatrices vicieuses.

Certains ganglions caséeux subissent, sans suppurer, une sorte d'enkystement et contiennent un liquide séreux.

L'adénopathie axillaire tuberculeuse est souvent accompagnée d'autres ganglions atteints dans les régions voisines. Il est rare que même dans l'aisselle un seul ganglion soit atteint;

on trouve presque toujours des ganglions plus ou moins volumineux formant un chapelet qui s'enfonce sous le bord externe du muscle grand pectoral. Il y a cependant presque toujours un ganglion plus volumineux que les autres, et c'est presque toujours un ganglion antérieur. On peut suivre quelquefois la chaîne ganglionnaire engorgée sous le muscle pectoral et rencontrer des ganglions engorgés situés sous la clavicule. Cette localisation sous-claviculaire est relativement rare et n'est point notée par les auteurs ; mais, comme nous l'avons nettement constatée chez une de nos malades, nous devons la signaler. On voit également, dans plusieurs de nos observations, l'adénopathie sus-claviculaire coexister avec l'adénopathie axillaire. Cette coexistence est la règle quand la tuberculose chemine de haut en bas pour aboutir au poumon.

CHAPITRE VII

DIAGNOSTIC

Lorsqu'on se trouve en présence d'une adénopathie axillaire, on se demande si c'est une simple adénite chronique, syphilitique, lymphadénome, ou due à un cancer pulmonaire.

A la première période, les symptômes de l'adénite tuberculeuse sont identiques à ceux de l'adénite chronique, et il est souvent difficile de les différencier; cependant, l'existence d'une lésion périphérique, qui n'a rien de spécifique, doit faire penser à une lésion simple; de plus, l'adénite tuberculeuse superficielle intéresse ordinairement plusieurs ganglions qui forment une masse lobulée, un véritable paquet de ganglions, tandis que l'adénite simple est mieux limitée. C'est encore ici que les conditions étiologiques interviennent pour aider à poser le diagnostic; chez les enfants lymphatiques, il faut craindre l'adénite tuberculeuse, quand on voit survenir des engorgements ganglionnaires ayant les caractères déjà indiqués. L'examen attentif du poumon nous aidera surtout, ainsi que les commémoratifs pouvant montrer une excoriation cutanée, porte d'entrée probable du bacille avec pléïade ganglionnaire. Enfin, la thérapeutique de l'adénite simple échoue complètement dans l'adénite tuberculeuse.

Dans l'adénite syphilitique, les ganglions envahis conservent leur indépendance, leur mobilité, leur forme. Après une semaine ou deux, les ganglions ont atteint leur période d'état et restent longtemps dans cette situation, pendant des semaines et même des mois, sans manifester leur présence autrement que par un peu de sensibilité après des mouvements plus ou moins fatigants, ils tendent à disparaître insensiblement. La terminaison par suppuration, quoique possible, est très rare. Mais, en cas de doute, les antécédents du malade, son état général et finalement le traitement spécifique, mettent sur la voie du diagnostic.

On a souvent pris pour des lymphadénomes des engorgements tuberculeux des ganglions de l'aisselle ; ainsi, le professeur Trélat cite le cas observé par lui, à l'hôpital Necker, d'une malade qui présentait une énorme tumeur ganglionnaire ramollie sous les deux aisselles et chez laquelle il hésita à faire l'ablation et se borna à donner issue au pus, pensant qu'il s'agissait d'un lymphadénome ; quelque temps après cette malade succombait à la phthisie pulmonaire.

L'âge avancé des malades, l'absence de toute cause apparente, locale ou générale d'adénite ; la non-adhérence des tumeurs à la peau ; leur augmentation incessante de volume, sans tendance à l'ulcération et à la suppuration ; leur consistance tantôt molle, tantôt demi-dure ; leur multiplicité dans les diverses régions du corps et enfin l'augmentation de volume de la rate, qui est atteinte en même temps que les ganglions, doivent faire penser au lymphadénome. Dans tous les cas, il faut faire la numération des globules, et s'il existe de la leucocythémie, le diagnostic s'impose. Cependant le diagnostic est parfois très difficile, car le lymphadénome peut s'accompagner de périadénite et les meilleurs médecins peuvent se méprendre sur la nature de ces tumeurs.

L'engorgement ganglionnaire est chose commune dans le cancer du poumon, et, d'après M. Béhier (Leçon sur le cancer du poumon dans la *Gazette des hôpitaux* de 1867), l'engorgement des ganglions sus-claviculaires serait propre au cancer du poumon. Ainsi donc, étant donnée une affection chronique du poumon de nature douteuse, le siège de l'engorgement ganglionnaire nous permettra de trancher la question. Cette formule, quoique vraie dans certains cas, est loin d'être infaillible, et Darolles (Thèse, Paris 1877) cite le cas de ce malade âgé de 62 ans, qui est entré à l'hôpital dans le service du docteur Bourdon pour une affection pulmonaire chronique. Dans l'examen qu'on avait pratiqué, on avait constaté dans le creux sus-claviculaire des ganglions engorgés de consistance ligneuse ; sur la foi de ce signe on s'est cru en droit d'affirmer l'existence d'un cancer du poumon. L'autopsie, pratiquée peu de temps après l'entrée du malade à l'hôpital, vint démontrer, une fois de plus, la rareté des signes pathognomoniques ; il s'agissait de tubercules ramollis.

Les éléments du diagnostic doivent être cherchés ailleurs. L'âge, les antécédents héréditaires, l'état général et le facies du malade, la marche plus rapide dans le cancer du poumon que dans la phthisie, l'expectoration rare, les crachats roses, tremblotants, gelée de groseille, la dyspnée violente, tenace, nous permettent de préciser le diagnostic.

PRONOSTIC

Variable, suivant que l'affection est ascendante ou descendante. absolument grave dans le premier cas, il dépend de l'évolution de la localisation pleuro-pulmonaire ; il est moins redoutable dans le second, car nous voyons souvent des malades, surtout des enfants, ayant présenté des adénites cervicales et chez lesquels un traitement méthodique à la fois local et général a pu enrayer la marche de la maladie.

CHAPITRE VIII

TRAITEMENT

Il est prophylactique et curatif.

1° Prophylactique

Le traitement prophylactique consiste à prévenir et à combattre énergiquement toutes les inflammations pulmonaires quelles qu'elles soient ; cela est surtout utile chez les enfants et en général chez les personnes scrofuleuses ou lymphatiques. La rougeole, la coqueluche méritent à ce titre des soins très grands ; aussi la convalescence ne doit-elle pas être livrée aux seuls efforts de la nature : il faut également surveiller les exanthèmes et les excoriations de la peau, qui peuvent être la porte d'entrée du bacille ; on doit enfin veiller à l'état constitutionnel et agir d'après les indications qui en découlent.

2° Curatif

Il est général et local.

1° Le traitement *général* ne doit jamais être négligé, parce qu'il permet de soutenir les forces du malade, de modifier même dans une certaine mesure son tempérament et sa constitution. Pour cela, il faut avoir recours à une hygiène appropriée, à une bonne alimentation, un exercice suffisant, le grand air, puis les frictions sèches sur tout le corps, et répétées chaque jour; les bains chlorurés sodiques, soit à la mer, soit surtout à Salies de Béarn; l'huile de foie de morue en hiver, l'iodure de potassium ou de fer, l'arsenic, donnent, parfois, d'excellents résultats. On aura soin d'ailleurs d'éviter toute cause d'irritation, l'exposition au froid, les frottements, les violences extérieures quelconques.

2° *Local.* — Les applications n'ont qu'une influence contestable sur la résolution de l'engorgement; les onctions d'onguent mercuriel, les badigeonnages à la teinture d'iode jouissent cependant d'une grande vogue et ont quelque valeur sans doute; la compression méthodique dans les régions où elle est applicable, a donné de réels succès; l'extirpation du ganglion ou lorsque la tumeur s'est abcédée, sa large ouverture et le grattage de la poche, la destruction totale de ses parois par la curette tranchante, sont les opérations les plus habituelles.

Dans une célèbre discussion à la Société de chirurgie (1883) M. le professeur Verneuil montra avec faits à l'appui — et depuis les exemples se sont multipliés — que l'on ne touchait pas toujours impunément à des lésions tuberculeuses. Lorsque le chirurgien intervient par le grattage, le curage d'un abcès froid, l'évidement d'un os, la castration, la résection, l'amputation, etc., chez un sujet tuberculeux, le traumatisme opératoire peut aggraver les lésions viscérales, accélérer la marche de la maladie, sinon provoquer une poussée de granulie; il se ferait dans ces cas une véritable auto-inoculation.

Les idées de M. Verneuil sont loin d'être acceptées par tous les chirurgiens, et M. le professeur Trélat (Coudray, Thèse, Paris, 1884) a cité des faits où l'opération faite chez des sujets présentant déjà des signes de cavernes pulmonaires, loin d'aggraver l'état général, a produit au contraire les plus bienfaisants résultats : amélioration notable de l'état pulmonaire, restauration des forces très accusée, etc.

« A l'heure actuelle, dit M. Ch. Nélaton (Thèse d'agrégation, 1883) il faut donc reconnaître la gravité des opérations faites sur les phthisiques, gravité démontrée par M. Verneuil, ainsi que par les observations de MM. Berger et Polaillon, mais constater aussi les résultats d'améliorations inespérées, de guérisons même de lésions pulmonaires à la suite de semblables interventions.

» Et comme dans la très grande majorité des cas il est impossible de prévoir la marche qu'imprimera l'opération à la lésion pulmonaire, prenant comme règle générale la formule proposée par M. Trélat, on peut conclure en disant : on opérera toutes les fois que la lésion viscérale ne dominera point la scène pathologique ».

Il ne faut point, du reste, comme le fait observer M. le professeur Cornil (*Compte rendu de la Société anatomique. — Bulletin médical*, 29 mai 1887) abuser de la crainte des inoculations par les opérations chez les tuberculeux.

Dans le cas particulier qui nous occupe, on ne devra donc intervenir, chez un malade présentant des lésions pulmonaires avancées, que pour donner issue au pus, et alors il faut, ou bien ouvrir largement l'abcès ganglionnaire en prenant les précautions antiseptiques voulues, ou bien, comme le recommande M. Verneuil, et, après lui M. Verchère (*Revue mensuelle de chirurgie*, 1886) et P. Reclus (*Gazette hebdomadaire*, 1887), recourir aux injections d'éther iodoformé, après ponction et évacuation du pus contenu dans la poche.

Lorsqu'il n'existe pas de lésions pulmonaires trop avancées et qu'à cause du volume ou de l'accroissement rapide de la tumeur, le chirurgien se décide à intervenir, il ne doit pratiquer l'ablation que lorsqu'il est possible de faire une opération complète. Encore doit-on redouter les manifestations viscérales aiguës de la tuberculose, comme le démontre notre Observation VII. En effet, il est rare que l'adénopathie axillaire soit isolée ; elle est le plus souvent accompagnée d'un nombre plus ou moins grand de petits ganglions engorgés et souvent aussi elle n'est qu'un anneau d'une chaîne qui intéresse les ganglions sus-claviculaires et médiastinaux ; et dans cette dernière catégorie de faits, lorsqu'il existe une adénopathie trachéo-bronchique on ne voit pas le grand profit que le malade retirerait d'une ablation des ganglions axillaires. Il sera préférable alors de se borner aux injections interstitielles d'éther iodoformé en suivant la pratique indiquée par M. Verchère et qui lui a donné de bons résultats dans le traitement des adénopathies cervicales.

En résumé, lorsque la lésion viscérale est prédominante, le mieux est de s'abstenir, sauf à donner issue au pus; lorsque, au contraire, l'adénopathie axillaire est le phénomène dominant, il faut intervenir avec prudence, en tenant compte de toutes les conditions que nous avons signalées plus haut et en se rappelant avec le professeur Trélat, qu'un examen très complet du malade, beaucoup de tact et de sagacité, sont nécessaires ; car, suivant la valeur du parti pris, le malade marchera rapidement à sa guérison ou à sa perte.

CONCLUSIONS

L'étude que nous avons faite de l'adénopathie tuberculeuse de l'aisselle nous a montré qu'elle avait des rapports étroits avec la tuberculose pleuro-pulmonaire.

Dans quelques cas, elle précède la lésion pulmonaire, mais indique l'envahissement possible des poumons par les bacilles dans un délai plus ou moins prochain.

Dans d'autres cas, elle n'est qu'une manifestation secondaire de l'affection pleuro-pulmonaire déjà arrivée à une période avancée et qui se montre ainsi extérieurement, et à distance, par un nouveau symptôme.

Les différentes significations de cette adénopathie, relativement facile à observer, lui donnent une importance considérable au point de vue du diagnostic et du pronostic.

Enfin, au point de vue du traitement, il n'est pas indifférent, comme nous l'avons établi, de connaître les liens qui unissent l'adénopathie axillaire à la tuberculose pleuro-pulmonaire.

OBSERVATIONS

OBSERVATION PREMIÈRE

INÉDITE

(Due à l'obligeance de M. le professeur Carrieu)

Augustin D..., 23 ans, domestique, issu de parents qui ont succombé tous deux à la tuberculose, est d'un tempérament lymphatique ; il ignore s'il a eu des gourmes dans son enfance. Il a été exempté du service militaire pour faiblesse de constitution; il est, en effet, d'aspect chétif et peu développé. Il est sujet à s'enrhumer tous les hivers; mais, à part cela, il n'a pas eu d'autres maladies. A la fin de l'année 1882, il est pris sans cause appréciable de toux plus forte que d'habitude, avec douleur du côté droit, gêne respiratoire assez marquée; fièvre assez forte. Appelé le 15 décembre à lui donner nos soins, nous constatons, avec de la bronchite généralisée, un épanchement pleurétique du côté droit déjà assez abondant. Large sinapisation *loco dolenti;* infusions diaphorétiques, soixante centigrammes poudre de Dower.

Le lendemain, la douleur a diminué; la dyspnée est moindre, bien que l'épanchement soit toujours aussi considérable, dépassant l'angle de l'omoplate ; la fièvre persiste, les bruits du cœur sont faibles et fréquents ; 98 pulsations. Potion avec vingt gouttes teinture de digitale. Les jours suivants, la courbe fébrile est très irrégulière ; la bronchite tend à se localiser au sommet gauche; l'épanchement augmente. On porte le diagnostic de pleurésie de nature tuberculeuse et on applique un large vésicatoire, qui ne produit aucun résultat sur l'épanchement. Le liquide monte jusqu'à trois travers de doigt de la clavicule en avant et jusqu'à l'épine de l'omoplate en arrière. La dyspnée revient plus pénible ; il y a un peu d'œdème aux mollets et à la paroi thoracique du côté droit. Cependant on entend la pectoriloquie aphone ; il n'y a pas d'albumine dans les urines ; la fièvre n'a pas le caractère hectique ; on ne croit pas à un épanchement purulent. Les battements cardiaques sont faibles et précipités (106) ; il existe une légère cyanose aux lèvres, et, le 1er janvier 1883 on propose la ponction aspiratrice, qui est refusée par l'entourage.

On applique un deuxième vésicatoire dix jours après le premier. On revient à la digitale, qui avait été remplacée par un looch opiacé et un gramme de sulfate de quinine dans le but de calmer la toux et l'insomnie persistantes et de régulariser la température fébrile. On insiste sur le régime lacté.

Le 4 janvier, on constate une diminution notable de l'épanchement. Une diurèse assez abondante s'est établie.

Les jours suivants, le mieux continue ; la fièvre disparaît ; un troisième vésicatoire est appliqué le 12 janvier, et malgré un peu d'œdème persistant de la paroi. Après cette application, le malade se plaint d'un léger engorgement ganglionnaire dans l'aisselle, qui disparaît sans laisser de traces au bout de quelques jours.

Au mois de février, après des badigeonnages à la teinture d'iode, l'épanchement a à peu près disparu. On trouve dans tout le côté des frottements pleuraux, sauf à la base, où l'on perçoit encore, dans une zone haute de deux travers de doigt, un souffle doux, assez lointain. On couvre cette zone de teinture d'iode dans les points où les vésicatoires n'ont pas provoqué d'éruption furonculeuse.

Au sommet gauche on trouve une expiration rude, saccadée et prolongée avec submatité et quelques craquements secs pendant la toux.

Au sommet droit, on entend une respiration supplémentaire.

L'appétit est bon, les forces reviennent ; on soumet le malade à l'usage de l'huile de foie de morue créosotée, du goudron. On fait des applications topiques de teinture d'iode.

Au bout de trois mois, nous ne constatons qu'un peu d'obscurité à la base du côté droit, et une expiration rude au sommet gauche.

Le malade se plaint d'un peu d'essoufflement au moindre effort violent ou prolongé ; il a, du reste, repris ses occupations peu fatigantes.

Au commencement de l'hiver suivant, il revient à l'huile de foie de morue, qui avait été suspendue l'été.

Pendant deux ans, sa santé est satisfaisante.

Au commencement de l'année 1886, nous sommes de nouveau appelé auprès de notre malade, qui a craché du sang, après s'être refroidi. Il y a de la fièvre, de la dyspnée, une toux pénible, tantôt sèche, tantôt suivie de crachats sanglants. Je constate de la matité et des râles sous-crépitants fins au sommet gauche, plus marqués en avant qu'en arrière. Il y a, en outre, des signes de bronchite généralisée et des frôlements assez marqués avec gros râles muqueux sous l'aisselle droite. Pilules avec digitale, ergotine et aloès, révulsifs cutanés.

Le lendemain, l'hémoptysie a diminué, mais il y a encore quelques crachats striés de sang ; la dyspnée est toujours assez marquée. Nouveau point de côté à droite; on constate des signes de congestion pleuro-pulmonaire dans la partie moyenne de ce côté, avec léger œdème de la paroi. On applique un cataplasme sinapisé ; puis, les jours suivants, on fait des badigeonnages à la teinture d'iode, au sommet gauche, en avant et en arrière et sous l'aisselle droite.

C'est alors que le malade à nouveau s'aperçut et se plaignit d'un léger engorgement ganglionnaire dans l'aisselle droite, analogue à celui dont il avait souffert deux ans auparavant. Nous n'y attachâmes pas d'abord grande importance et nous crûmes qu'il était dû aux révulsifs qu'on avait appliqués sur le côté de la poitrine. Mais la lésion pulmonaire poursuivait sa marche ; on avait repris l'huile de foie de morue, mais sans en retirer aucun avantage, soit au point de vue de l'état général, soit au point de vue local.

Une nouvelle hémoptysie se déclare en mars 1886. Les signes stéthoscopiques révèlent l'origine de l'hémorragie du côté droit et en avant, où il s'est formé une cavernule. La douleur persiste de ce côté, ainsi que l'œdème de la paroi. Les ganglions de l'aisselle sont volumineux et douloureux ; on en sent trois ou quatre de la grosseur d'une cerise à un haricot, mobiles sous la peau s'enfonçant sous le bord du grand pectoral peu développé. On entend maintenant une respiration soufflante et un craquement humide au sommet droit surtout, en arrière dans la fosse sus-épineuse. Les lésions sont plus prononcées encore en avant et à droite, où il y a une matité très nette dans la région externe du deuxième espace intercostal avec retentissement vocal ; souffle et râles caverneux superficiels. On dirait une caverne sous-pleurale. L'expectoration, d'abord striée, du sang devient bientôt muco-purulente et assez abondante. On prescrit des pilules au goudron et au tannin. Pointes de feu à droite en avant et à gauche en arrière.

Avec le printemps l'état général semble s'améliorer ; la fièvre était rare, quand, fin mai, sans cause connue, le malade se plaint plus vivement de ses ganglions axillaires, qui ont augmenté de volume, bien qu'aucune nouvelle application n'ait été faite sur les parois de la poitrine depuis plus d'un mois. On trouve un paquet de ganglions, dont le plus volumineux est de la grosseur d'une amande, dur, rénittent, sensible à la pression, ainsi que les autres qui sont plus petits, mais aussi douloureux.

Nous remarquons sur le devant de la poitrine, à l'endroit qui correspond à la caverne, une arborisation veineuse très nette, véritable tête de Méduse, s'irradiant de la région externe du deuxième espace intercostal, en dehors vers l'aisselle, en bas vers le mamelon et en dedans vers le sternum. La caverne a augmenté de volume ; elle est très superficielle et donne à la pression, qui est douloureuse, un bruit amphorique très net. On applique une pommade iodurée et belladonée dans l'aisselle. On insiste sur l'alimentation réparatrice, le grand air ; nouvelles pointes de feu.

Un arrêt parut se produire dans la maladie jusqu'aux chaleurs de l'été ; mais à ce moment l'appétit diminua, il survint de la diarrhée, l'amaigrissement fit des progrès rapides. On constata que les ganglions de l'aisselle droite étaient plus volumineux, bien que moins douloureux, malgré la classation de toute médication locale. On trouve aussi à ce moment un chapelet ganglionnaire cervical peu développé, sauf un ganglion sus-claviculaire assez sensible du côté gauche.

Au milieu du mois d'août, nous perdons de vue le malade, qui est envoyé à la campagne respirer l'air natal et y meurt bientôt après dans le marasme.

OBSERVATION II

INÉDITE

(Due à l'obligeance de M. le professeur Carrieu)

Benjamin A..., employé, âgé de 40 ans, a été soldat et légèrement alcoolique; a eu les fièvres intermittentes en Afrique. Jamais de syphilis. Etant jeune, il a eu des croûtes à la tête et des glandes du cou engorgées. Ses parents ne paraissent pas avoir été tuberculeux. Pendant son service militaire il a fait un long séjour à l'hôpital pour une adénite cervicale. Il fit cependant campagne en 70; mais, à la suite d'un refroidissement, il fut atteint de pleuro-pneumonie ayant passé à l'état chronique, ce qui le fit réformer.

Depuis lors il n'a pas cessé de tousser et est resté valétudinaire. Nous le voyons l'an dernier pour la première fois au mois de novembre. Il a de la fièvre, de la dyspnée, une douleur assez vive des deux côtés à la base de la poitrine et s'exaspérant par la toux. Expectoration abondante muco-purulente. Nous constatons les signes d'une bronchite aiguë généralisée greffée sur des lésions tuberculeuses déjà anciennes et occupant les deux sommets ; les signes de catarrhe prédominent. Il y a un amaigrissement très marqué et une déchéance assez profonde de la nutrition générale. On trouve au cou les traces d'une ancienne adénite du côté droit. Notre attention ne fut pas appelée à ce moment sur les ganglions axillaires. Après un traitement, d'abord par l'infusion d'ipéca, puis les balsamiques, goudron et huile de foie de morue créosotée, l'état local bronchitique s'améliora. Et nous ne voyions plus notre malade que de loin en loin quand, en janvier 89, il appela notre attention sur une grosseur de l'aisselle droite qui le gênait sans le faire beaucoup souffrir. Il croyait avoir affaire à un clou. Aucune lésion au membre supérieur correspondant.

Nous trouvâmes une tumeur du volume d'une noix ramollie en son centre, sensible à la pression, peu mobile, avec deux autres ganglions satellites plus petits et durs. La peau qui recouvrait la masse principale était tendue, rouge, luisante, adhérente ; il y avait manifestement un travail d'élimination dans ce point. Je fis appliquer des cataplasmes avec de la pommade mercurielle belladonée, mais sans grand avantage. L'inflammation superficielle semblait éteinte au bout de cinq à six jours ; mais il restait toujours ce ramollissement circonscrit constaté au centre du gros ganglion. Comme le malade, fort gêné par cette tumeur, se plaignait toujours, je fis une ouverture au bistouri qui ne donna issue qu'à une petite quantité de matière séreuse avec des grumeaux crétacés. Je me trouvais en présence d'un infundibulum cratériforme de la grosseur d'une cerise environ, entouré de tissus indurés, n'ayant aucune tendance à la suppuration. Je compris que je n'avais pas affaire à une adénite simple, mais à une adénite tuberculeuse analogue à celle dont le malade avait souffert antérieurement du côté du cou. Je badigeonnais séance tenante la cavité avec de la teinture d'iode et j'appliquais du coton iodé sur la tumeur. La réaction fut assez vive et le malade, assez pusillanime, repoussait une autre intervention ; je bourrais alors la cavité d'iodoforme avec une mèche pour donner issue aux matières sécrétées. Le pansement était renouvelé tous les deux ou trois jours, puis toutes les semaines. Au bout de quatre semaines, le volume de la glande était réduit à celui d'une noisette. La cavité était complétement oblitérée, et, sous l'influence d'un traitement général dont l'huile de foie de morue créosotée a fait la base, le malade a pu continuer son existence valétudinaire.

OBSERVATION III

INÉDITE

(Due à l'obligeance de M. le professeur Carrieu)

Femme A..., ménagère, âgée de 48 ans, vient me consulter dans mon cabinet, au printemps dernier. Ses antécédents héréditaires sont nuls ; elle tousse depuis plusieurs années ; a craché du sang à diverses reprises. Elle a beaucoup maigri depuis l'hiver pendant lequel elle a été plus fatiguée. La voix est enrouée, elle a de la peine à avaler, n'a pas eu de boutons à la peau, vomissements, diarrhée, sueurs profuses. A l'examen local, je constate une gorge rouge, sèche, sans ulcérations, matité au sommet gauche en avant et en arrière, submatité à droite. Râles cavernuleux, retentissement vocal, souffle et frottements sous la clavicule gauche. Mais, comme la percussion réveille de la douleur en ce point, la malade nous dit qu'elle souffre également de l'aisselle du même côté, où nous découvrons un paquet de ganglions engorgés ; le plus volumineux est presque de la grosseur d'un abricot ; trois ou quatre autres forment un chapelet qui s'enfonce sous le grand pectoral, où on peut suivre la chaîne et constater un autre groupe ganglionnaire plus petit, formé de deux ou trois glandes comme des pois, et situé à un travers de doigt au-dessous du tiers moyen de la clavicule. Pas d'autres ganglions engorgés.

La tumeur de l'aisselle est dure, rénittente, assez sensible à la pression, mais plutôt gênante que douloureuse. J'examine aussitôt le sein correspondant, il n'y a trace d'aucune lésion. Cependant la malade dit que les douleurs qu'elle ressent sous la clavicule se sont parfois étendues jusqu'à la mamelle qui aurait à ce moment légèrement augmenté de volume.

Ajoutons que la malade est irrégulièrement menstruée. Je porte le diagnostic de tuberculose pleuro-pulmonaire avec adénopathie axillaire. Je prescris les toniques, vin de Vial, pilules d'iodoforme, créosote et tannin ; la malade ne peut supporter l'huile de foie de morue. Je fais faire des onctions iodurées sur les ganglionsengorgés.

Au bout de quelques jours, l'état général s'est amélioré ; l'état local est le même. Je prescris des badigeonnages à la teinture d'iode sur les ganglions, ce qui provoque de la douleur. On est obligé de cesser, bien que la masse ait plutôt diminué. On continue des onctions de pommade iodurée. Pendant tout l'été, la malade va mieux, mais avec les premiers froids, il y a eu une poussée broncho-pulmonaire ; la toux est devenue pénible, la sécrétion abondante. Malgré les balsamiques, il y a un affaiblissement marqué ; les ganglions restent dans un état stationnaire.

OBSERVATION IV

(Verneuil, *Étude sur la tuberculose*)

Berthet (Charles), 41 ans, journalier, de haute taille, de bonne constitution et jouissant d'une bonne santé habituelle, entre une première fois à l'hôpital de la Pitié, le 5 août 1886, dans le service de médecine de M. le docteur Audhoui, pour un malaise datant de quelques jours, caractérisé par la lassitude, l'anorexie, l'insomnie et la toux. L'auscultation pratiquée avec soin montre seulement quelques râles ronflants épars. Les sommets n'offrent aucun indice de tuberculisation. On fait quelques prescriptions anodines, qui ne modifient guère l'état, lorsque, le 10 août, la fièvre se déclare avec coryza, larmoiement et toux. Le lendemain, la face se couvre de taches rouges peu saillantes, qui s'étendent bientôt à toute la surface du corps. On porte le diagnostic de rougeole, qui est confirmé les jours suivants par la marche de la maladie et en particulier par la desquamation.

La convalescence est un peu longue, et c'est seulement le 30 août que B.... quitte l'hôpital, dans un état satisfaisant. En faisant, à l'entrée du malade, l'examen de la poitrine on avait découvert dans l'aisselle droite une petite tumeur, facile à reconnaître pour une adénite, laquelle avait paru depuis deux semaines environ et qui, à la sortie du patient, avait presque doublé de volume.

B... rentre le 15 septembre, mais cette fois dans les salles de chirurgie et pour faire soigner la tumeur axillaire qui présente les caractères suivants : du volume d'une grosse pomme, bosselée, irrégulière, formée de plusieurs ganglions agglomérés, dont un plus volumineux proémine et paraît en voie de ramollissement, la masse morbide est immobile sur la paroi thoracique, sans adhérence à la peau, qui n'a pas changé de couleur ; elle se prolonge par une sorte de cordon remontant vers l'aisselle sous le grand pectoral ; du reste indolente et causant à peine un peu de gêne dans les mouvements, mais inquiétant le malade à cause de son accroissement progressif. M. Kirmisson diagnostique une adénopathie polyganglionnaire à marche rapide et propose l'ablation, qui est acceptée et pratiquée le surlendemain 17 septembre.

Aucune contre-indication, d'ailleurs, ne se présentait. B... était encore un peu pâle et n'avait pas repris complètement ses forces, mais tous les grands organes fonctionnaient normalement.

Après chloroformisation, on pratique le long du tendon du

grand pectoral une incision qui découvre la tumeur et permet de l'isoler par énucléation. La manœuvre est facile et on enlève en une seule masse tous les ganglions agglomérés. Il suffit de lier deux ou trois artérioles. Un ganglion profond accolé à la veine axillaire semble adhérer un peu à la gaine des vaisseaux ; on l'excise en partie, en laissant en place le segment qui touche à la veine.

Comme on l'avait prévu, la tumeur, formée par la réunion d'une douzaine de ganglions gros comme des noix ou des noisettes et réunis par une gangue fibreuse, présentait une coque épaisse et au centre un magma caséeux, qui ne semblait pas très ancien et qui avait l'apparence de pus dans la glande la plus volumineuse.

La cavité opératoire, partout tapissée de tissu conjonctif, lâche, souple et sain, est saupoudrée d'iodoforme ; puis, la plaie étant réunie avec le crin de Florence et convenablement drainée, on applique un pansement antiseptique légèrement compressif.

Le malade se réveille couvert de sueur ; la chloroformisation, d'ailleurs, avait été fort laborieuse, point sur lequel nous reviendrons.

La journée qui suit l'opération se passe sans incident, et sans souffrances ; la température est le soir de 37°, 8.

18. — Température du matin 37°, 2; point de douleur, appétit presque nul, calme parfait.

20. — Premier pansement sous le spray. L'ouate enlevée, la réunion est complète à ce point qu'on ne retrouve même ni le drain, ni le pertuis qui lui donnait passage, il faut désunir la plaie dans une petite étendue pour introduire une pince, rechercher et entraîner le tube de caoutchouc qu'on avait négligé de fixer en dehors.

La ligne de suture étant saupoudrée d'iodoforme et le drain

raccourci et fixé, on réapplique un nouveau pansement compressif. Rien à noter dans le reste de la journée.

Le 21, 22 et 23 se passent bien ; apyrexie complète; retour de l'appétit. B... se tient sur son séant et demande à se lever, il paraîtrait seulement, détail qui n'a été signalé que plus tard par la surveillante de la salle, qu'à partir du 22, l'opéré était un peu triste, parlait à peine et restait immobile dans son lit; mais tout cela était si peu marqué, qu'on n'avait pas cru nécessaire de le signaler.

Le 24, M. Verchère, chef de clinique, faisant sa visite du soir, trouva B... couché sur le côté gauche, la tête enfoncée dans l'oreiller, les yeux à demi fermés, répondant mal aux questions et paraissant endormi. Comme la température était normale encore et qu'à la visite du matin on n'avait noté aucun symptôme fâcheux, M. Verchère allait passer outre, lorsque, ayant interrogé les gens du service, il apprit que pendant la nuit précédente le malade avait été agité et avait parlé haut. Dans la journée même, il avait eu quelques moments d'absence et avait légèrement divagué. Il fut alors procédé à un examen complet, qui donna les résultats suivants : regard atone, pupilles égales, mais peu mobiles, réponses lentes et indécises, céphalalgie, nulle autre douleur, langue blanche, ni constipation, ni vomissements ; ventre souple et indolent ; urines normales, pouls régulier, ni fort, ni faible ; respiration naturelle, percussion et auscultation tout à fait négatives. La méningite est aussitôt soupçonnée et l'on prescrit le soir même un purgatif.

25. — Aggravation très notable ; B... a déliré et s'est agité toute la nuit; il ne reconnait plus les personnes qui l'entourent, reste les yeux largement ouverts et prononce des paroles incohérentes ; il ne semble d'ailleurs souffrir aucunement. Les membres supérieurs sont sans cesse en mouvement et attirent les couvertures sur la tête. A l'auscultation, gros râles épars,

respiration trachéale sonore ; défécation et miction normales. La température prise avec les précautions convenables n'atteint pas 38°. Point de vomissements. On croit nécessaire de visiter la plaie. En conséquence, étant maintenu assis, on défait le pansement. Point de suppuration superficielle ; point d'écoulement par le drain ; la guérison locale paraît achevée. Craignant que l'iodoforme soit pour quelque chose dans cet état alarmant, on réapplique un pansement phéniqué simple. Néanmoins on croit de plus en plus à la méningite, et c'est pourquoi on prescrit un lavement fortement purgatif et un vésicatoire à la nuque.

Le soir, la vessie est distendue, le cathétérisme extrait un litre d'urine.

26. — Nuits moins agitée, réponses un peu plus claires, intelligence plus lucide. En revanche, affaissement considérable; face pâle et creuse, langue fuligineuse, température basse à 37°.

27. — Asphyxie bronchique. Mort à midi, exactement dix jours après l'opération et cinq jours après le début des accidents. L'autopsie, faite avec soin par M. Nepveu, mon chef de laboratoire, a donné les résultats suivants : la plaie n'était pas réunie dans la profondeur ; elle était tapissée d'une mince couche de granulations; mais grâce au drainage ne renfermait qu'une très petite quantité de pus.

Les vaisseaux axillaires n'offraient aucune lésion. Si complète qu'ait paru l'ablation de la tumeur, on retrouvait encore sur le trajet du faisceau vasculo-nerveux, au-dessous et même au-dessus de la clavicule, une douzaine de ganglions disposés en chapelet, ayant depuis le volume d'un pois jusqu'à celui d'une petite noisette, remplis à leur centre d'une matière caséeuse non ramollie encore. Le plus élevé de ces ganglions, situé dans le triangle sus-claviculaire, était à plus de dix centimètres de la plaie axillaire.

Les ganglions bronchiques étaient sains, mais dans le poumon droit se trouvaient deux noyaux crétacés, irréguliers, très durs, traces irréfutables d'une poussée tuberculeuse ancienne ; autour de ces noyaux, les lymphatiques sous-pleuraux formaient de riches réseaux ; le reste du parenchyme pulmonaire, ainsi que les plèvres, étaient absolument sains. Foie gros et un peu gras.

Reins, rate, péritoine, exempts de toute lésion.

Les méninges, au niveau de la scissure de Sylvius, présentent un grand nombre de granulations tuberculeuses, les unes miliaires, récentes, plus abondantes, les autres de la grosseur d'une lentille, dures à la surface et plus molles au centre, ce qui indique nettement que ces deux variétés étaient d'âges différents. Ces granulations, examinées au microscope, renfermaient des bacilles caractéristiques. Le cerveau lui-même et le cervelet ne contenaient des granulations ni récentes, ni anciennes.

OBSERVATION V

(Empruntée à Pozzi)

La nommée A.. (Georgette), âgée de 19 ans, entre le 16 mai 1886 à l'hôpital de la Charité, salle Sainte-Catherine, lit N° 1, service de M. le professeur Trélat. Comme antécédents héréditaires, on note que sa mère est morte phtisique ; une de ses sœurs a succombé à une affection pulmonaire.

La malade n'a jamais été d'une bonne santé, elle a eu la gourme et des engorgements ganglionnaires du cou dans son enfance ; réglée à 15 ans, elle ne l'a jamais été d'une façon régulière, elle a toujours eu des rhumes persistants, notamment pendant l'hiver. Nous ferons aussi observer qu'elle n'a jamais eu d'accidents syphilitiques.

Il y a dix mois, elle est accouchée à terme d'un enfant mort-né. Depuis cette époque, amaigrissement notable ; elle tousse davantage, a eu plusieurs hémoptysies, et se plaint de sueurs nocturnes. Il y a deux mois qu'elle se fit une écorchure au médius de la main gauche, écorchure simple sans accidents inflammatoires du voisinage, sans lymphangite ; cette écorchure était déjà guérie depuis trois semaines (les affirmations de la malade sont très catégoriques à cet égard), lorsqu'elle ressentit des douleurs dans l'aisselle gauche ; et en même temps cette région devint le siège d'une tumeur ganglionnaire, qui l'obligea d'entrer à l'hôpital.

État actuel. — La malade est maigre ; elle présente dans l'aisselle gauche une masse ganglionnaire ramollie et fluctuante.

Le 19 mai, M. Marchant, chef de clinique du service, évacua le foyer purulent, ce qui procura à la malade un certain soulagement.

L'examen des poumons nous fait constater les signes suivants : poumon gauche, au sommet, en avant et en arrière, matité à la percussion. Au niveau de la fosse sus-épineuse, craquements humides très nombreux, augmentés par la toux. Dans la fosse sous-claviculaire, l'inspiration est rude, saccadée, l'expiration prolongée. Rien à noter dans les autres organes. Rate normale, pas de leucocythémie.

Dix jours après la première opération, des douleurs vives apparaissent dans l'aisselle droite, et nous constatons une adénite qui ne tarde pas à suppurer et qu'on incise.

Depuis que A... est dans le service, son état général s'est aggravé, elle a de la fièvre, sue abondamment la nuit et a beaucoup maigri. Les lésions pulmonaires sont plus avancées, on entend du gargouillement en arrière et en avant du sommet gauche.

Les signes physiques que nous avons constatés dans le sommet du poumon droit, lors de l'entrée de la malade à l'hôpital, sont plus accusés, et on entend des craquements secs en avant et en arrière.

L'on tâche de relever les forces de la malade par des toniques : quinquinas, poudre de viande, etc.

Sous l'influence de ce régime, l'état général s'améliore ; ses abcès se cicatrisent, et, au commencement du mois de juillet, elle quitte l'hôpital pour aller au Vésinet.

OBSERVATION VI

Empruntée à Grancher (Thèse Sanchez Toledo)

La nommée B... (Henriette), âgée de 9 ans et demi, entre le 19 novembre 1886 à l'hôpital des enfants malades, service de M. le professeur Grancher, salle Ste-Catherine, n° 7.

Antécédents héréditaires. — Père tuberculeux, d'après ce que l'enfant a appris de sa mère ; il ne travaille plus depuis six mois, tousse beaucoup et crache du sang.

La mère est blanchisseuse, bien portante ; deux petites sœurs sont mortes en bas âge, on ignore de quoi. Un frère, âgé de 13 ans, se porte bien.

Antécédents personnels. — Née à terme, élevée au sein par sa mère, elle a marché à 12 mois. Pas d'antécédents strumeux, syphilitiques ou autres. Pas de fièvres éruptives. Depuis deux mois l'enfant tousse un peu, mais elle ne crache jamais et ne se plaint pas de douleurs dans la poitrine.

Il y a trois mois, en se déshabillant, le soir, elle sent une douleur dans l'aisselle droite et y remarque une petite tumeur de la grosseur d'une noisette, douloureuse au toucher. Cette tumeur s'accrut lentement sans que la malade souffrît outre mesure : elle sentait plutôt de la gêne qu'une douleur véritable.

État actuel : enfant pâle, maigre, d'une intelligence assez développée pour son âge. Elle répond avec facilité aux questions qu'on lui pose.

Appétit assez bon, ni diarrhée, ni constipation.

A l'examen du thorax, nous constatons au niveau de l'aisselle droite, faisant saillie en avant et s'enfonçant sous le grand pectoral, une tumeur de la grosseur d'une orange mandarine qui l'oblige à tenir les bras écartés du tronc ; la peau qui recouvre cette tumeur est rouge, sombre au niveau de la partie la plus saillante. La tumeur, dans son ensemble, est mobile sur les parties profondes, douloureuse au toucher, elle ne provoque pas de douleur spontanée.

Pas de traces d'écorchures ou de lésions quelconques du membre supérieur correspondant. Le ganglion épitrochléen n'est pas engorgé. Pas de ganglions sus-claviculaires ou sterno-mastoïdiens engorgés. Un petit ganglion de chaque côté, sous l'angle de la mâchoire. Un petit ganglion du fond de l'aisselle gauche engorgé.

EXAMEN DES POUMONS

En arrière.	Palpation.	Vibrations exagérées du côté droit, particulièrement au niveau des fosses sus et sous-épineuses.
	Percussion.	Légère diminution de la sonorité au niveau de la fosse sus-épineuse droite.
	Auscultation.	Du haut en bas du poumon droit la respiration est moins ample qu'à gauche et plus basse. En outre, au niveau de la fosse sus-épineuse droite, il existe un souffle expiratoire avec léger retentissement de la voix et de la toux. De plus, lorsqu'on fait tousser la malade, on perçoit parfois, en ce point, quelques crépitations.
En avant.	Palpation.	Exagération des vibrations sous-claviculaires droites.
	Percussion.	Rien à noter.
	Auscultation.	Respiration moins ample à droite, un peu plus rude à gauche (région sous-claviculaire).

En somme, induration du sommet droit, contrastes des résultats fournis par l'auscultation suivant qu'on examine le thorax en avant ou en arrière.

Rien à noter dans les autres organes, rate normale, pas de leucocytémie.

Le 16 novembre, on fait une petite ponction aspiratrice antiseptique de l'abcès ganglionnaire, qui donne issue à un liquide purulent, caséeux, ayant l'aspect du pus tuberculeux. Injection d'un seringue et demie de Pravaz d'éther iodoformé au 10°. Compression ouatée.

Le 24 novembre, l'abcès n'a plus que le volume d'une noix. Nouvelle ponction donnant issue à un liquide de couleur marron parfaitement aseptique. Injection d'une nouvelle seringue de Pravaz d'éther iodoformé au 10° ; compression ouatée.

Le 26 novembre, l'abcès est aplati, fort petit, et en voie de guérison.

Régime tonique, viande crue, potion à l'extrait mou de quinquina, huile de foie de morue.

Le 1er décembre, on sent encore une masse ganglionnaire engorgée, mais non abcédée. La petite malade va beaucoup mieux de son affection locale; sous l'influence du traitement, son état général s'améliore ; mais sa lésion pulmonaire persiste.

OBSERVATION VII

Empruntée à Sanchez Toledo

La nommée J.... (Jeanne), âgée de 20 ans, exerçant la profession de tapissière, est entrée à l'hôpital le 28 janvier 1887, salle Sainte-Anne n° 25. Enfant unique ; son père est mort de congestion cérébrale au cours d'une fluxion de poitrine; sa mère a succombé dans le courant de mai à une maladie de Bright.

Bien portante pendant toute son enfance, elle n'a eu ni impétigo, ni accidents strumeux d'aucune sorte. Réglée à 12 ans irrégulièrement, elle a toujours été nerveuse et sujette à des pertes de connaissance sans convulsions. Elle se souvient avoir toujours été encline à s'enrhumer facilement, toussant à tout propos et crachant souvent quelques filets de sang.

Il y a six mois, obligée de subvenir seule à ses besoins, elle a fait un travail exagéré, travaillant beaucoup dans la journée, veillant tard dans la nuit. Il y a 4 mois, ses règles ne vinrent pas au moment voulu ; le flux menstruel se suspendit et n'a pas reparu depuis; mais à chaque époque la malade a eu des épistaxis. Peu de temps après la disparition de ses règles, la malade perdit l'appétit, devint constipée et sentit ses forces diminuer de jour en jour.

Il y a trois mois, Jeanne J... éprouva de la gêne dans les mouvements du cou et constata la tuméfaction d'un ganglion situé au tiers supérieur du bord postérieur du muscle sterno-cléido-mastoïdien. Rapidement ce ganglion s'abcéda ; au bout de quinze jours, la collection purulente fut ouverte par M. Després à sa partie supérieure ; un drain fut laissé en place ; aucun pansement antiseptique, aucun lavage de la cavité ne furent faits les jours suivants et, quinze jours plus tard, au moment de l'entrée de la malade dans le service, M. Potain, trouvant la malade dans le même état, se décida à pratiquer une contre-ouverture à la partie la plus déclive ; des crayons d'iodoforme furent introduits chaque jour dans la cavité. Rapidement l'amélioration survint, mais les signes de tuberculose pulmonaire que l'on avait constatés à son entrée et qui persistent encore aujourd'hui n'avaient subi aucune modification. Ajoutons que, depuis son entrée dans le service, la malade a été prise, il y a trois semaines d'un point de côté dans le flanc droit en même temps qu'elle rendait quelques crachats teintés de sang ; on constata alors tous les signes d'une congestion pleuro-pulmonaire.

Actuellement (fin avril) Jeanne J... est apyrétique ; la toux est peu fréquente ; la respiration est facile, l'état général est assez satisfaisant ; sous l'influence du repos et d'un régime reconstituant, les forces sont en partie revenues ; cependant l'appétit est médiocre, les digestions sont quelquefois difficiles. L'état nerveux, déjà accentué autrefois, est encore plus marqué depuis que la malade a vu succomber sa mère dans le lit voisin du sien. Le cœur et les organes du tube digestif sont normaux ; l'examen des poumons fait constater, sous la clavicule gauche, une diminution de sonorité, avec élévation de tonalité et résistance au doigt ; diminution des vibrations thoraciques ; inspiration rude ; expiration prolongée et légèrement saccadée ; à la toux, quelques rares craquements secs. Sous la clavicule droite, état sensiblement normal. Dans la fosse sus-épineuse gauche, submatité, inspiration rude comme en avant, expiration saccadée, quelques craquements secs à la toux, un peu plus nombreux qu'en avant. Dans la fosse sus-épineuse droite, percussion douloureuse, diminution de sonorité avec résistance au doigt, expiration prolongée légèrement soufflante. A la base du poumon droit, submatité jusqu'à l'angle inférieur de l'omoplate, faiblesse notable du murmure vésiculaire, sans frottements ni râles.

Dans le creux sus-claviculaire droit, paquet de trois ganglions du volume d'un œuf de pigeon ; deux d'entre eux sont disposés le long de la clavicule, le troisième est superposé au plus externe des deux premiers et se continue derrière le sterno-mastoïdien avec le tissu induré qui entoure l'orifice inférieur du trajet fistuleux, vestige de l'abcès ganglionnaire. Dans la région mastoïdienne droite, on ne trouve que le tissu cellulaire induré le long du trajet fistuleux, actuellement presque tari et cicatrisé. Dans le creux sus-claviculaire gauche, petite masse ganglionnaire à contours peu nets et du volume d'une grosse noisette. Rien dans la région mastoïdienne correspondante.

Dans l'aisselle droite, sur la paroi thoracique, chaine de

cinq ou six ganglions du volume de gros haricots, mobiles, durs et non douloureux.

Dans l'aisselle gauche, deux ganglions du même volume que les précédents ; comme eux durs, mobiles et non douloureux ; comme eux également situés à la partie supérieure de la paroi thoracique.

Pas de ganglions appréciables dans les régions inguinales. Pas de leucocythémie. Rate normale.

OBSERVATION VIII

(Résumé. — Thèse de Coudray)

B... (Marie), 39 ans, ménagère, entre le 10 février 1884 à l'hôpital Necker, salle Sainte-Marie, n° 2, service de M. le professeur Trélat. Le début remonte aux premiers mois de l'année 1883. Tuberculose pulmonaire manifeste, quoique peu avancée. Dans l'aisselle droite, on constate l'existence d'une masse ganglionnaire assez limitée dont le volume peut être comparé à celui d'une petite mandarine. Cette tumeur est indolente et ne détermine aucun trouble de compression. On ne trouve nulle part ailleurs sur le corps d'autres tumeurs de la même nature. M. Trélat hésite à pratiquer l'ablation de cette tumeur ; mais comme une opération est énergiquement réclamée par la malade et comme, d'autre part, l'opération en elle-même ne comporte ni difficultés réelles ni dangers, le 19 janvier M. Trélat pratique l'extirpation de la tumeur à l'aide d'un bistouri. L'opération n'amène pas de grandes difficultés. Suites simples. Cicatrisation régulière. L'état pulmonaire n'a été ni amélioré ni aggravé par l'intervention.

OBSERVATION IX

Empruntée à Bazin (Leçons sur la scrofule, pages 595 et suiv.)

Manesclou (Pierre), 20 ans, entré le 22 février 1856, couché au n° 7 du pavillon Saint-Mathieu.

Les antécédents, du côté de la famille, sont nuls ou incertains. Le malade n'a eu lui-même ni gourmes, ni ophtalmies, ni otorrhées ; il n'est point sujet aux bronchites ni aux angines. Il y a seize mois, il prit une blennorrhagie qui dura quatre mois et qui fut traitée par le cubèbe et les injections. C'est pendant le cours de cette blennorrhagie que les glandes cervicales ont commencé à s'engorger, et le fait de cette coïncidence en imposa suffisamment au médecin pour qu'il crût devoir ordonner des pilules mercurielles et de l'iodure de potassium.

Le malade est persuadé lui-même qu'il est sous l'influence de l'infection syphilitique.

État actuel. — La constitution est assez bonne, le tempérament lymphatique ; les fosses nasales sont habituellement obstruées par des exsudations croûteuses ; les organes thoraciques n'offrent rien de particulier à noter.

La région cervicale est déformée par des ganglions engorgés et proéminents, disposés de la manière suivante : vers les insertions supérieures du sterno-mastoïdien du côté droit, existent des tumeurs dont le volume égale en moyenne celui d'un œuf de pigeon; une chaîne ganglionnaire descend de là le long du sterno-mastoïdien et vient se confondre inférieurement avec son paquet énorme qui occupe le creux sous-claviculaire, débordant par une partie de sa masse l'attache claviculaire du muscle.

Parmi ses glandes, il en est qui ne sont qu'engorgées, d'autres ont été envahies par la suppuration et ont donné lieu à des abcès fistuleux, au nombre de trois, qui se sont établis, l'un le 15 janvier dernier, et les deux autres dans le courant du mois de mai de l'année précédente ; ces derniers sont situés dans l'espace sus-claviculaire et en voie de cicatrisation. Une longue cicatrice existe au niveau de l'occipital du côté gauche, attestant l'existence antérieure dans cette région d'engorgements ganglionnaires terminés par suppuration.

Dans l'aisselle, du côté gauche, on trouve une glande volumineuse.

Le traitement a consisté, depuis le 22 février, en bains alcalins, alcoolature de ciguë, tisane de houblon et sirop antiscorbutique.

Le 11 mars, l'engorgement ganglionnaire ne diminuant pas, on ordonne des frictions avec une pommade à l'extrait de ciguë et à l'iodure de plomb.

Le 20 avril, un point fluctuant se montre à droite ; le malade se plaint de tousser et il expectore des crachats spumeux.

Le 25 avril, le malade, après avoir travaillé au jardin, s'aperçoit que ses pieds enflent ; il ne s'en plaint que le 6 mai, jour où nous constatons de l'œdème à la face et aux extrémités inférieures. L'examen des urines y relève une quantité assez considérable d'albumine.

Le 7 mai, une hémoptysie se déclare; le malade expectore un verre de sang. A l'auscultation, nous trouvons à gauche, en avant, au-dessus de la clavicule, une expiration prolongée très manifeste ; la respiration est restée normale à droite.

Le 8, le 9 et le 10 mai, les urines continuent d'avoir une couleur lavure de chair et d'être albumineuses.

Quelques jours après, le malade sort sur sa demande.

OBSERVATION X

(Empruntée à M. Queyrat)

D... (Louise), 12 ans, entrée, le 20 septembre 1886, à l'hôpital des enfants malades (service de M. le professeur Grancher, salle Sainte-Geneviève, n° 2).

Antécédents héréditaires. — Père : bien portant.

Mère : a été chloro-anémique, se porte bien, quoique d'une complexion assez faible.

Sept frères ou sœurs ; cinq sont morts :

1. Un garçon, à l'âge d'un an, par suite d'une inflammation d'intestins et d'une bronchite qui lui a duré sept mois.
2. Une fille, du croup, à cinq ans.
3. Un garçon, de convulsions, six jours après sa naissance.
4. Une fille, de faiblesse congénitale (?) à neuf mois.
5. Une fille, deux heures après sa naissance.

Deux sont vivants :

1. Un garçon, bien portant.
2. Une fille, ayant eu une bronchite et depuis mal portante.

Antécédents personnels. — Venue à terme, nourrie au sein par une nourrice, à la campagne jusqu'à vingt mois, elle a eu la gourme dans la tête pendant longtemps. A part cela, elle s'est toujours bien portée jusqu'au mois de mai 1885, époque à laquelle elle commença à tousser et à s'affaiblir. Au mois de décembre, son état empira et la toux devint plus fréquente et il survint une violente douleur dans le côté droit. Un médecin appelé diagnostiqua une pleurésie sèche.

Depuis cette époque, la malade s'est considérablement affaiblie, a maigri beaucoup ; elle tousse de plus en plus, crache abondamment. Pas d'hémoptysie.

Etat actuel. — Enfant pâle, très amaigrie, présentant un facies légèrement terreux : son intelligence est assez développée et elle répond nettement aux questions qu'on lui pose.

Elle n'est pas réglée.

L'appétit est conservé : la langue est nette.

Pas de vomissements : selles régulières.

A l'examen de la région cervicale, on constate tout d'abord au-dessus de chaque clavicule des ganglions hypertrophiés. Ces ganglions durs, non douloureux, sont plus gros à droite qu'à gauche. Leur volume varie de celui d'un pois à celui d'une petite noisette. Le plus volumineux siège au-dessus de la partie moyenne de la clavicule droite. On trouve également à droite et à gauche un ganglion sous-maxillaire répondant à l'angle de la mâchoire. Ce ganglion présente à gauche le volume d'un gros pois, à droite celui d'une aveline. Quelques ganglions occipiteaux, mais peu développés. Examinés comparativement, les ganglions inguinaux ne sont pas anormalement développés : il en est de même pour ceux de l'aisselle du côté gauche.

En revanche, il existe dans l'aisselle droite une tumeur ayant à peu près la forme et les dimensions d'un gros œuf de poule. Cette tumeur bosselée, douloureuse à sa partie inférieure, est constituée par une série de petites masses, plus ou moins dures, mais dont aucune n'est fluctuante. Elle mesure 8 centimètres dans son grand diamètre, qui est à peu près vertical, et 6 centimètres dans son diamètre antéro-postérieur. En arrière, il existe un certain degré d'empâtement au niveau de la paroi scapulaire de l'aisselle, et on constate un peu de gonflement et de douleur le long du bord spinal de l'omoplate de ce même côté. Ni l'enfant, ni ses parents ne peuvent préciser le début de cette tumeur axillaire.

La petite malade présente une légère dyspnée (36 R. par minute). Le décubitus latéral droit, le décubitus dorso-horizontal provoquent chez elle des quintes de toux, de telle sorte qu'elle reste couchée presque constamment sur le côté gauche.

L'examen attentif du thorax fait voir qu'il s'agit d'une tuberculose avérée, bilatérale, plus accusée à droite.

Mais y a-t-il une relation à établir entre la tuberculisation des poumons et les adénopathies que présente cette malade, en particulier l'adénopathie si marquée de l'aisselle droite ?

Une question préjudicielle à résoudre était de savoir si la petite malade n'était pas atteinte de leucocythémie, étant donné surtout l'augmentation de volume de la rate. Or l'examen des globules sanguins a prouvé que la malade n'est pas leucocythémique.

Faut-il admettre une simple coexistence d'une adénite axillaire avec la phtisie ? Cette hypothèse semble difficile à admettre si l'on réfléchit :

1° Que l'adénite existe du côté où le poumon est le plus touché ;

2° Qu'il existe, en même temps qu'une adénite axillaire, une adénite sus-claviculaire et sous-maxillaire du même côté.

Il paraît donc bien plus logique de subordonner à la lésion tuberculeuse du poumon la lésion ganglionnaire, et de voir là un rapport de cause à effet.

La malade tombe petit à petit dans le marasme ; elle meurt le 17 décembre.

Autopsie le 19 décembre.

A l'ouverture du thorax, on constate que les poumons des deux côtés sont fortement adhérents à la paroi. Les adhérences du poumon gauche se laissent rompre assez facilement ; quant à celles du poumon droit, elles sont tellement résistantes qu'il existe une symphyse pleuro-pulmonaire complète et que l'on ne peut extraire le poumon droit qu'en décollant la plèvre pariétale de la paroi costale.

Du côté des poumons, lésions de tuberculose banale, énorme caverne du sommet droit, infiltration du reste de l'organe.

A gauche, infiltration du sommet, congestion très marquée du lobe inférieur.

De plus, il existe une adénopathie trachéo-bronchique considérable portant sur les ganglions prétrachéo-bronchiques et les ganglions sous-bronchiques. Ces ganglions indurés, caséeux, présentent un volume qui varie entre celui d'une noisette et celui d'un petit œuf. Ils constituent une masse énorme dans laquelle sont englobés les gros vaisseaux de la base du cœur, la trachée, les bronches et les organes du médiastin postérieur.

Cette particularité est d'autant plus intéressante qu'à aucun moment la malade n'a présenté les troubles fonctionnels que l'on observe parfois dans l'adénopathie trachéo-bronchique.

Ces ganglions se continuent par une chaine ininterrompue avec trois ganglions sous-claviculaires qui sont reliés eux-mêmes par deux petits ganglions à la masse ganglionnaire de l'aisselle.

Celle-ci est constituée par une agglomération de ganglions durs, très hypertrophiés, caséeux, et ayant dans leur ensemble le volume d'un gros œuf de poule.

Il existe, en outre, de nombreux ganglions intercostaux tant à droite qu'à gauche, particulièrement au niveau des 4me, 5me et 6me espaces. Ils ont environ le volume d'un pois ou d'une noisette.

VU PERMIS D'IMPRIMER :	VU BON A IMPRIMER :
Montpellier, le 19 décembre 1889.	Montpellier, le 18 décembre 1889.
Pour le Recteur :	Le Doyen,
L'INSPECTEUR D'ACADÉMIE DÉLÉGUÉ	A. CAST[illegible]
J. YON.	

SERMENT

En présence des Maîtres de cette École, de mes chers condisciples et devant l'effigie d'Hippocrate, je promets et je jure, au nom de l'Être suprême, d'être fidèle aux lois de l'honneur et de la probité dans l'exercice de la Médecine. Je donnerai mes soins gratuits à l'indigent, et n'exigerai jamais un salaire au-dessus de mon travail. Admis dans l'intérieur des maisons, mes yeux ne verront pas ce qui s'y passe ; ma langue taira les secrets qui me seront confiés, et mon état ne servira pas à corrompre les mœurs ni à favoriser le crime. Respectueux et reconnaissant envers mes Maîtres, je rendrai à leurs enfants l'instruction que j'ai reçue de leurs pères.

Que les hommes m'accordent leur estime si je suis fidèle à mes promesses ! Que je sois couvert d'opprobre et méprisé de mes confrères si j'y manque !

www.ingramcontent.com/pod-product-compliance
Lightning Source LLC
LaVergne TN
LVHW020036170826
845678LV00001B/285
9782329693224